配置清单 医院护理装备

彭刚艺　主编

**Hospital Nursing Equipment
Configuration List**

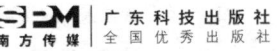

广东科技出版社
全国优秀出版社

· 广 州 ·

图书在版编目（CIP）数据

医院护理装备配置清单 / 彭刚艺主编. -- 广州：

广东科技出版社, 2025. 7. -- ISBN 978-7-5359-8489-0

Ⅰ. R472.5

中国国家版本馆 CIP 数据核字第 2025WU8157 号

医院护理装备配置清单

Yiyuan Huli Zhuangbei Peizhi Qingdan

出 版 人：严奉强
策划编辑：曾永琳
责任编辑：王 珈
装帧设计：友间文化
责任校对：邵凌霞
责任印制：彭海波 林记松
出版发行：广东科技出版社
（广州市环市东路水荫路11号 邮政编码：510075）
销售热线：020-37607413
https://www.gdstp.com.cn
E-mail：gdkjbw@nfcb.com.cn
经 销：广东新华发行集团股份有限公司
印 刷：广州一龙印刷有限公司
（广州市增城区新塘镇荔新九路43号千亿产业园
邮编：510700）
规 格：889 mm×1 000 mm 1/32 印张9.75 字数195千
版 次：2025年7月第1版
2025年7月第1次印刷
定 价：58.00元

编委会

编委会名单

廖新波　彭刚艺　刘雪琴　陈伟菊　覃惠英

宋慧娟　王灵晓　林　艳　陈丽萍　向　霞

张　莉　丁小容　李九群　林美珍　魏　琳

寇丽霞　赖　清　王艳芳　吴妙莉　张军花

邱逸红　陈丽芳　陈妙霞　谢栗梅　蔡映杰

陈丽花　黄师菊　陶艳玲　邱翠竹　应文娟

侯雅蓉

编者名单

普通成人病房　吴妙莉　古金燕

智慧病房　丁小容　陈　华　王交东　何承元

急诊科　蔡映杰　何斌斌　黄清平

重症监护病房　陈丽花　李海艳　莫红平

内科病房　陈丽芳　莫选菊　李少芳

心血管内科病房　申铁梅　黄嘉熙　林丽霞　宋亚敏

呼吸内科病房　吴晓冰　李小燕

血液内科病房　柴燕燕　马灵甫　王晓珍

肾内科病房　尹燕　宋利　黎渐英　陈宇

血液净化中心　叶晓青　林建雄　张雪梅　陶惠琴

内分泌科病房　黄洁微　周佩如

外科病房　严靖雯　夏振兰

神经外科病房　梁素娟　詹也男

泌尿外科病房　马雪霞　樊　帆

乳腺外科病房　张惠婷　何海艳　王利珍　徐　敏

胃肠外科病房　叶新梅　初丽丽

骨科病房　陈少华　张瑞英　李继华　张细顺
　　　　　熊惠秀　李九群

儿科病房　温秀兰　郑先琳

普通新生儿科病房　钟春霞　谭　薇

妇科病房　翁雪玲　朱社宁

产科病房　陈丽萍　梁秋霞　翟巾帼　陈　云

老年科病房　魏　琳　吴玉玲　吴玉娥　刘雪琴

手术室　张军花　孙红玲　朱小冬　贾晋莉
　　　　杨锦河　潘丽芬

麻醉科　周　萍　钱　前

消毒供应中心　杨海轶　叶丽玲　廖慧　丘英英
　　　　　　　林晓燕　郑里乐　黄　娟

肿瘤科病房　辛明珠　刘　莉

精神科病房　夏志春　黄昭君　李红星　梁泳欣

感染科病房　杨　莉　李雪仪

眼科病房　李贡辉

耳鼻喉科病房　林海燕　陶　朵　彭素清　陈静华

口腔科病房　侯雅蓉

中医科病房　龚小珍　雷丽芳

康复护理专科（病房，门诊）　安德连　周君桂
　　　曾秋璇　廖游玩　栗　霞　刘　莉　张惠婷

临床营养科　齐玉梅　黄师菊　张小燕　罗　倩

伤口造口护理专科　郑美春　蒋梦笑

静脉治疗护理专科　陈妙霞　林金香　黄秀艳

健康管理专科　邱翠竹　张红星　姚新平

社区护理与公共卫生专科　陶艳玲　欧丽萍　吴洁芝

安宁疗护专科　应文娟　于　从

编者单位

中山大学附属第一医院

中山大学孙逸仙纪念医院

中山大学附属第三医院

中山大学肿瘤防治中心

中山大学附属第六医院

中山大学附属第七医院

广东省人民医院

广东省中医院

广东省妇幼保健院

广东省第二中医院

南方医科大学口腔医院（广东省口腔医院）

南方医科大学护理学院

南方医科大学南方医院

南方医科大学珠江医院

南方医科大学附属第三医院

暨南大学护理学院

暨南大学附属第一医院

广东药科大学公共卫生学院

广东药科大学健康学院

广东药科大学附属第一医院

广州医科大学附属第一医院

广州医科大学附属第二医院

广州医科大学附属第三医院

广州医科大学附属妇女儿童医疗中心

广州医科大学附属肿瘤医院

广州医科大学附属市八医院

广州医科大学附属脑科医院

番禺区社区卫生服务管理中心

北京大学深圳医院

深圳市第二人民医院

深圳市妇幼保健院

深圳市南山区人民医院

深圳市龙岗中心医院

深圳市康宁医院

汕头大学医学院

汕头大学眼科医院

佛山市第一人民医院

佛山市妇幼保健院

佛山市南海区人民医院

东莞市人民医院

东莞市厚街医院

天津市第三中心医院

中山大学附属第三医院粤东医院

梅州市人民医院

患者安全和医疗质量是医院的生命线。在影响医疗护理质量的诸多因素中，病房的床单位配置、护理工作环境、护理装备设备、护理信息化都是非常重要的元素。往深了说，护理监测、诊断、治疗、康复、照护相关的装备设备，是护理新技术的基础，是精细化、动态化和个性化护理的保障。好的护理设备配置会给患者带来更好的就医感受和体验，会进一步改善护理工作环境，提高护理工作效率，减轻护士劳动强度，关爱护士身心健康。

　　有鉴如此，我们提出"护理装备现代化""提升护理科学技术含量""护理新质生产力"等概念，并且在2022年付诸行动，在国内首开护理博览会先河，并形成品牌。护理博览会不仅会展示护理装备设备的最新成果，而且会推动护理学与工程、机械、信息、人工智能等交叉学科合作，促进护理科技创新，带动护理产业发展，为护理专利和成果转化搭建产学研平台。2022年我们开始思考，在公立医院高质量发展中，顺应整体护理责任制和床边工作制等新型服务模式需要，满足护理人力、患者安全和风险防控等要求，如何医院改造护理单元和未来病房，为各专科护理单元添置护理装备设备，最大化实现护理与照护的功能。经过3年的努力，我们终于出版国内第一部《医院护理装备配置清单》，开创了一个新的护理专业领域。

近年来，我们持续推动护理新技术的运用，推动护理技术革命。建立医院护理装备设备清单，是护理新技术发展的结果。

2007年到2013年，《临床护理技术规范（基础篇）》系统梳理了临床护理技术的种类，形成了健康评估技术、支持生理功能的技术、支持内环境稳定的技术、安全护理技术、治疗性护理技术、院感防控型护理技术等，把临床护理技术从常见的25项，扩大到2007年第一版的167项和2013年第二版的189项。

2013年，康复理念、理论的引入，逐步实现了基础护理技术的颠覆性创新，喂食与鼻饲技术、吞咽障碍评估与吞咽康复训练技术、导尿护理技术、口腔护理技术、约束护理技术、卧位体位技术、躯体活动技术等都有了与之前完全不同的适应对象和技术方法。三查七对升级迭代为身份核查技术；发药技术升级迭代为用药安全技术/床边双人查对技术；口腔护理升级迭代为负压吸引刷牙技术；饮食营养升级迭代为营养状况评估、营养高危筛查、吞咽评估、吞咽护理、吞咽功能障碍训练、徒手留置鼻空肠管技术、肠内营养、术后饮水计划等；大小便护理技术迭代升级为膀胱功能训练（膀胱残余尿量测定技术、饮水计划、清洁间歇导尿技术），肠道功能训练（肠道痉挛处理、指压扩肛、盆底肌训练），失禁护理、肠道管理技术、排尿管理技术等。

2019年，我们开展的一项护理技术创新研究项目显示，超声引导下PICC技术+动静脉导管维护技术、淋巴水肿综合消肿技术、加速康复外科技术（ERAS）、湿性愈合技术+皮肤损伤评估技术、植入物信息化管理技术、导管固定技术、危重病人早期康复运动技术、心肺复苏技术、徒手留置鼻空肠管技术等，居于前位。2019年广东省高水平医院建设中，将18项护理技术作为核心重点，包括PICCO监测技术、IABP监护技术、BIS检测技术、颅内压监测、留置PICC技术(含成人和小孩)、呼吸机应用及护理、俯卧位通气技术、复合外伤病人转运、CRRT技术、疼痛优化管理、病人早期康复运动、3期以上压疮处理、肠道规律性排便功能康复技术、造口伤口技术、膀胱排尿功能性康复技术、吞咽功能训练技术、非药物镇痛分娩技术等。

2020年，百项护理技术的整理和规范工作，进一步推动了护理技术的发展。2020年起，我们开始探索如何把护士在护理技术中的操作作用，发展到技术管理、技术决策作用。我们总结提炼了"技术十问"，作为引领护理技术高质量发展的引擎。即任何技术教育课程，都要从回答技术规范名称、技术原理、技术适应证和禁忌证、技术相关诊疗指南、技术相关护理装备设备、技术的标准操作规程、技术相关风险和并发症、技术相关质量指标、技术个案等方面，系统组织学习。确保护士不仅学会操作，更把握技术启动和终止技术应用的决策权，确保技术应用达到疗效。

2022年，护理技术发展进入新阶段。伴随着专科护士的培养与探索中国特色高级护理实践的紧迫性，我们认为当前的护理要能够表达出护理学的定义，即"护理是诊断和处理现存的或潜在的疾病或健康问题的反应"。这种反应就体现在护士对患者五维度健康评估体系中，包括病症病情病程及动态变化、健康状况及病人一般情况、生理功能、自理能力和并发症风险。临床护理展示的医疗属性、康复属性、健康属性和照护属性，表达出护理学要缓解症状、减轻痛苦、改善健康状况、维护生理功能、提升自理能力和减少并发症风险的系统思想。护理要实现护理学的价值和迭代，就需要运用诊断性、治疗性、康复性和照护性装备设备，来实现护理的科学和专业。也正如此，专科护士运用B超影像等设备开展尿动力学检查（Urodynamic Study, UDS），就能评估膀胱和尿道功能的关键指标，判断膀胱最大容量、逼尿肌过度活动（DO）、低顺应性膀胱；护士运用尿动力学分析仪，或便携式超声膀胱扫描仪，通过膀胱压力-尿流率测定（Pressure-Flow Study），就能诊断膀胱出口梗阻（如前列腺增生）或逼尿肌收缩无力；以此类推，逼尿肌漏尿点压力测定（Leak Point Pressure, DLPP）评估神经源性膀胱的上尿路风险；腹压漏尿点测压（ALPP）评估压力性尿失禁（SUI）患者的尿道括约肌功能；膀胱残余尿量测定（Post-Void Residual, PVR）评定尿潴留和排尿功能障碍是否属于神经源性膀胱或前列腺梗阻，或者膀胱排空不全，可能导致反复尿路感染或肾功能损害，指导间歇性导尿。

护理科技的临床运用，一切都将开始。

WHO《2023年全球护理状况报告》的研究表明，每投入1美元用于护理，可节省2～4美元的后续医疗支出。2025年国际护士节（International Nurses Day, IND）的主题是"我们的护士，我们的未来：关爱护士，促进经济发展"，主题首次将护士福祉与经济发展直接关联，提出"健康护理力=可持续生产力"的理念。通过改善护士的工作环境、权益保障和职业发展，提升医疗系统效率，降低社会医疗成本，形成"护士福祉→服务质量→全民健康→经济韧性"的正向循环。

我们相信，科技进步、人工智能将加速护理发展。未来我们要建设数字病房，加大床边诊断、可穿戴、远程监测等护理设备装备配置，通过血糖传感器、温度传感器、脉率和血氧饱和度传感器、身体姿势与运动传感器等，持续监测和采集人体健康数据，大数据通过AI智能定量分析判断，形成适时动态的人体数字化健康状况指标和健康画像，实现精准、实时、连续、无障碍的医疗信息互通，促进护理行为和护理服务供给模式的改革，促进护理的诊断、治疗、康复与预防融合。

我们相信，改善临床护理设备装备配置水平，实现护理装备现代化，促进护理设备迭代升级和基于5G的智能化护理水平，进一步改善患者就医感受体验，减轻护士劳动强度。护理经济发展，促进护士的健康与福祉，对医疗体系和经济发展会发挥关键作用，并建立正向关系。

彭刚艺

2025年6月11日

目 录
CONTENTS

普通病房

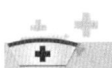

普通成人病房
(General Adult Ward)

 01　基本设施及用物

U型隔帘

ABS双摇护理床

ABS床头柜

三折床垫

床旁椅

陪护床

擦手装置

病房/厕所扶手

中心供氧（空气）及负压
　吸引装置

病房呼叫系统

吊环输液导轨

感应水龙头

污衣桶

床上用物（床单、棉被、
　被套、床褥、枕芯、枕
　套、空调被等）

诊疗床

观片灯

病历车

轮椅

医疗锐器盒

转运车（含氧气架）

多媒体教学设备

移动输液架

小便壶

便盆

便器清洗机

坐便椅

病衣/裤

医用冰箱

紫外线灯

空气消毒机

氧气筒/氧气筒推车

保温壶

洗手液

免洗手消毒液	浸泡池
免洗手消毒液架	微波炉
床头卡槽	支被架
擦手纸架	标本冰箱（选配）
补液筐	量杯

02 护理设备

血栓预防气动加压泵	血氧饱和度监测仪
物理排痰装置	自动体外除颤器（AED）
喉镜	电动吸引器
微量注射泵	心电图机
微量输液泵	心电监护仪
营养输液泵	血糖监测仪

03 护理用具

治疗盘	舌钳
床上洗头用具	叩诊锤
防压疮床垫（气垫床/静态床垫）	测量尺
	电子血压计
助行器	电子体温计
听诊器	体重计
压舌板	心肺复苏（CPR）仪
手电筒	急救气囊

呼吸面罩	换药车
麻醉面罩	发药车
氧气袋	翻身枕
过床板	对讲机
气管切开包	热水袋
口咽通气导管	温湿度计
气管插管	冰箱温度计
腹腔穿刺包	输血加压器
骨髓穿刺包	食物成分表
腰椎穿刺包	食物秤
治疗车	皮褶厚度尺
移动护理车	身高尺

04 护理耗材

一次性中心静脉导管（腹腔/胸腔管）	一次性油纱
	一次性营养袋
止血带	一次性引流调节器
植入式输液港穿刺针	一次性引流管
一次性注射器（各型号）	一次性胰岛素注射笔用针头
一次性注射针头（各型号）	
一次性中单/平车床罩	一次性延长管
一次性治疗碗	一次性血气针
一次性治疗盘	一次性胸带
一次性正压接头	一次性吸氧装置

一次性吸痰连接管

一次性吸痰管（各型号）

一次性雾化吸入器/气管插管专用雾化器

一次性无菌治疗巾

一次性胃管［硅胶、聚氯乙烯（PVC）］

一次性透明贴

一次性头皮针（各型号）

一次性输液贴

一次性输液器（普通、精密、避光）

一次性输血器

一次性手套（丁腈、乳胶、PVC等）

一次性纱布（大、中、小）

一次性三通管

一次性膀胱冲洗器

一次性尿管（普通、双腔、三腔）

一次性棉球

一次性棉垫

一次性帽子

一次性留置针（14 G、20 G、22 G等）

一次性口罩

一次性口腔护理包

一次性胶布

一次性换药包

一次性灌肠袋

一次性肛窥器

一次性肛管

一次性肝素帽

一次性腹带

一次性负压引流瓶（袋）

一次性负压吸引外胆/内胆

一次性导尿包

一次性采血针头

一次性绷带（普通、弹力）

一次性经外周静脉穿刺的中心静脉导管（PICC）穿刺包

一次性血糖试纸

一次性心电电极贴片

一次性吸痰装置（外胆、内胆）

一次性导管固定装置

一次性备皮刀

一次性棉签（大头、小头）

手消毒液

快速手消毒液/消毒液挂架　　甘油喂食器

酒精灯　　擦手纸

05　智能护理

移动护理系统　　输液配药机器人

一体化便携式体征采集仪　　输液智能监控系统

智能手环　　移动掌上电脑（PDA）

智慧病房

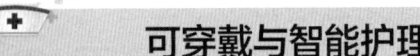

可穿戴与智能护理
（Wearable Technology and Smart Care）

 01　婴幼儿（0～＜3岁）

1. 疾病筛查类

遗传病筛查穿戴设备

2. 动态监测类

新生儿生命体征监测仪
　（体温/心率/血氧）

婴儿呼吸监测袜

早产儿呼吸暂停预警器

婴儿睡眠呼吸暂停监测床垫

黄疸监测头带

智能尿布湿度监测裤

过敏/哮喘监测设备

智能温湿度监测仪

3. 辅助治疗类

麻醉监护仪

输液报警手环

4. 康复训练类

多感官刺激仪

婴儿振动按摩垫

踝足矫形器（AFO）

手部分指板

5. 健康管理类

口腔按摩工具

特殊奶瓶与奶嘴

婴儿游泳圈+温水浴设备

 02　儿童及青少年（3～＜18岁）

1. 疾病筛查类

脊柱侧弯筛查智能背心

2. 动态监测类

儿童多动症行为分析手表

近视防控用眼习惯监测
　眼镜

校园体育课心率安全监控
　胸牌

压力与情绪监测头环

癫痫发作预警腕带

哮喘/过敏管理设备：吸入
器传感器、便携式空气
质量检测仪

3. 辅助治疗类

儿童成长发育追踪手环

睡眠干预设备：睡眠灯

烧伤患者瘢痕管理温度传

感手套

4. 康复训练类

运动损伤康复设备：智能
护膝

术后/神经康复设备：智能
手套

5. 健康管理类

智能腰带

身姿矫正器

03 成年人（18～＜60岁）

1. 疾病筛查类

冠心病风险预警智能戒指

可穿戴式HPV感染早期预
警胸贴

皮肤癌AI诊断智能镜

冠状动脉CTA检查前风险
预测穿戴设备

2. 动态监测类

超声波排卵期监测贴片

智能孕妇胎心监护带

胎儿宫内姿势三维成像手环

孕期胎动监测手环

妊娠糖尿病无创监测腰带

精子活力监测内裤

非接触式生命体征监测
系统

智能体温贴片

脉搏血氧仪

睡眠呼吸监测指环

便携式肺功能测试仪

心电监测背心

动态血压监测手表

动态心电记录仪

远程心电图监测设备

远程起搏器程控蓝牙耳机

睡眠监测头戴设备

智能血糖监测系统

压力与疲劳监测设备

手术室智能眼镜

麻醉深度监测腕带

手术患者术前焦虑程度生物反馈手环

手术患者生命体征实时传输系统

乳腺癌术后淋巴水肿监测袜

关节置换术后的步态生物力学分析平板

智能手环/手表

智能服装

智能鞋袜

温湿度传感器

空气质量检测仪

智能床垫

智能戒指

智能药盒

3. 辅助治疗类

智能枕头

语音交互健康助手

智能胰岛素泵

4. 康复训练类

智能手套

脑卒中患者上肢运动康复机器人手套

下肢助行机器人

腰椎间盘突出患者康复牵引穿戴设备

智能康复训练带

伤口愈合监测贴片

远程疼痛管理设备

产后康复智能腰带

心脏康复VR训练系统

听觉神经瘤术后平衡训练智能头罩

5. 健康管理类

职场久坐提醒腰围报警带

智能体脂秤

马拉松选手实时生理状态监测头环

智能健康网关

直肠温度实时监测智能坐垫

篮球运动员肌肉疲劳度监测臂带

04 老年人（60岁及以上）

1. 疾病筛查类

认知健康监测设备

阿尔茨海默病早期预警手
环（跌倒/走失监测）

2. 动态监测类

智能血压监测手环/手表

智能药盒/药瓶

居家养老跌倒监测地毯
（压力传感器）

帕金森震颤幅度分析智能
手环

防跌倒智能腰带/手环

认知障碍定位手环

智能床垫传感器

3. 辅助治疗类

慢性阻塞性肺病（COPD）
患者呼吸训练反馈面罩

跌倒防护气囊

4. 康复训练类

膝关节置换术后步态分析
鞋垫

5. 健康管理类

无痛胃肠镜检查生命体征
闭环管理系统

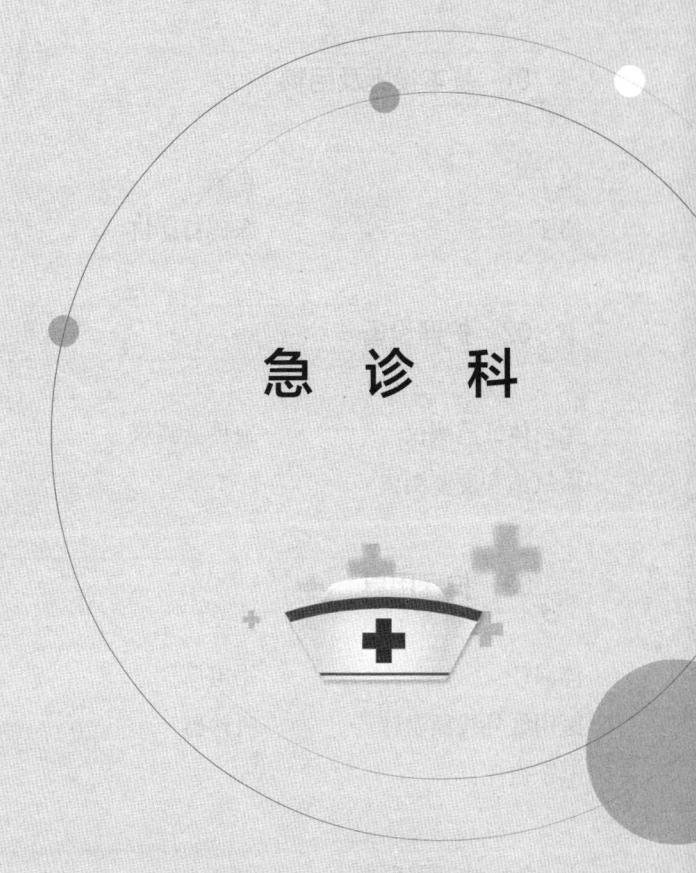

急 诊 科

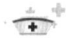
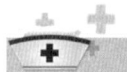

预检分诊区
(Pre-screening and Triage Area)

 01 基本设施及用物

桌子　　　　　　　　　　电脑

椅子　　　　　　　　　　条码打印机

 02 护理设备

生命体征监测仪　　　　　血糖监测仪

血氧饱和度监测仪

 03 护理用具

体温计　　　　　　　　　手电筒

医用红外线额温计　　　　听诊器

电子血压计

 04 护理耗材

一次性口罩　　　　　　　纱块

检查手套　　　　　　　　棉垫

手消毒液　　　　　　　　胶布

一次性使用末梢采血针　　　一次性棉签（小头）

一次性血糖试纸　　　　　　安尔碘消毒液、75%乙醇

05　智能护理

电子预检分诊信息系统

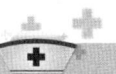
急诊抢救室
（Emergency Room）

01　基本设施及用物

转运车（含氧气架）　　　空气消毒机

担架、按压板　　　　　　电脑

氧气筒　　　　　　　　　打印机

医疗锐器盒　　　　　　　洗手设施及洗手液

屏风　　　　　　　　　　移动输液架

02　护理设备

心电监护仪　　　　　　　电动吸引器

血氧饱和度监测仪　　　　心电图机

AED　　　　　　　　　　有创呼吸机

无创呼吸机	呼吸囊（成人、婴幼儿及
CPR仪	新生儿）
血糖监测仪	便携式视频喉镜
自动洗胃机	床旁血气分析仪
输液泵	床旁肌钙蛋白检测仪

03　护理用具

急救车配套物品

04　护理耗材

一次性心电电极贴片	一次性棉签（小头）
医用耦合剂	安尔碘消毒液、75%乙醇
一次性吸痰管	一次性导尿包、导尿管
心电图纸	（乳胶）
处方纸	一次性胃管（硅胶、PVC）
检查手套	一次性采血针、头皮针
手消毒液	（各型号）
胶布	一次性留置针（20 G、
一次性使用末梢采血针	22 G等）
一次性血糖试纸	动脉采血针

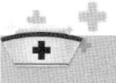

急诊候诊区
（Emergency Waiting Area）

 01 基本设施及用物

急救转运车床	轮椅
称重转运床	椅子

 02 护理设备

叫号系统显示器

 05 智能护理

自助查询查验机	便民售卖机

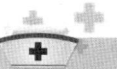

急诊诊室
（Emergency Examination Room）

 01 基本设施及用物

电脑	椅子
桌子	诊疗床

打印机   洗手设施及洗手液

 02　护理设备

心电图机   水银血压计

 03　护理用具

手电筒   压舌板

 04　护理耗材

检查手套   处方纸
手消毒液   一次性棉签（小头）

 05　智能护理

电子叫号信息系统

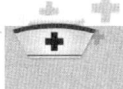

清创室
（Wound Debridement Room）

 01　基本设施及用物

空气消毒机   洗手设施及洗手液
物品柜   手术床

02 护理设备

无影灯   清创缝合相关的器械

03 护理用具

夹板（长、中、短）

04 护理耗材

纱块   一次性棉签（小头）

棉垫   安尔碘消毒液、75%乙醇

胶布   头套、指套

检查手套   石膏绷带

无菌手套   过氧化氢溶液

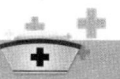

急诊输液室
（Emergency Infusion Room）

01 基本设施及用物

空气消毒机   桌子

电脑   椅子

转运车床　　　　　　　　洗手设施及洗手液

物品柜　　　　　　　　　紫外线灯

04　护理耗材

一次性采血针、头皮针　　安尔碘消毒液、75%乙醇

（各型号）　　　　　　　一次性棉签（小头）

手消毒液　　　　　　　　胶布

一次性输液贴、透明贴　　手套

05　智能护理

自助查询查验机

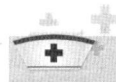

急诊综合病房
（Emergency Comprehensive Ward）

清单同内科病房

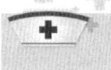

急诊抢救监护室
（Emergency Critical Care Monitoring Unit，ECCMU）

清单同重症监护病房（ICU）

重症监护病房

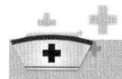

重症监护病房
（Intensive Care Unit，ICU）

 01 基本设施及用物

多功能医用电动床   移动医用电脑

多功能医用电动康复床   洁净工作台

医用吊塔

 02 护理设备

有创呼吸机   血气分析仪

无创呼吸机   床旁监护仪

转运呼吸机   便携式心电监护仪

核磁呼吸机   床旁心电图机

高流量氧疗机   AED（带起搏型）

体外膜氧合器（ECMO）   连续心输出量监测系统

胸阻抗断层成像仪   连续性心排血量监测仪

能量代谢车   舌下微循环成像系统

内窥镜摄像系统   便携式彩超

纤维支气管镜   体外临时起搏器

低负压吸引仪   主动脉内球囊反搏

电动吸痰机   （IABP）仪

输液工作站	移动式吸痰机
CPR仪	呼气末二氧化碳监测仪
脑部与区域血氧检测系统	声门下吸引监测仪
脑电采集系统	咳痰机
脑电双频谱指数测量仪	高频胸壁振荡仪
医用物理升温仪	气囊测压/压力监测仪
亚低温治疗仪	经皮二氧化碳监测仪
红外线治疗仪	自动瞳孔测量仪
暖风机	臭氧消毒机
高频电刀	自动凝血计时器
鹅颈灯	环境及物表消毒灭菌系统
下肢康复训练系统	光子治疗仪
连续性肾脏替代治疗	空气波压力治疗仪
（CRRT）仪	

 ## 03　护理用具

转运床	静脉-动脉体外膜肺氧合
无菌剪刀	（VA-ECMO）置管血管
血管阻断钳	穿刺包
开口器	可冲洗牙刷
持针器	小缝合包
卵圆钳	冰帽
深静脉穿刺包	转运氧气瓶/袋
开胸包	简易呼吸器

医用过床器   约束/波板手套

凝胶垫   约束衣

医用体位胶垫   防足下垂鞋

约束带

04 护理耗材

呼吸机管   吸氧面罩

冷凝管   吸氧管

气管插管   吸氧连接管

气管套管   雾化器

经皮气管切开套管   热湿交换器

高流量氧疗管   细菌过滤器

鼻塞   一次性使用湿化吸氧装置

无创鼻罩   （舒氧宝）

无创面罩   带针胸管

平台阀   水封瓶

咬口胶   深静脉穿刺管（单腔、双

正、负极板   腔、三腔）

电刀线   RT深静脉穿刺管（单腔、

密闭式吸痰管   双腔）

一次性吸痰管   ECMO穿刺管（15 F、17 F、

吸痰内胆   19 F、21 F、23 F）

吸痰连接管   ECMO扩皮器

痰液收集器   ECMO套包

动脉鞘管（6F、8F）　　　双公管

IABP换能器　　　　　　　耐药三通

IABP穿刺管　　　　　　　B超保护膜

脉波指示剂连续心排血量　　AED导电糊
　（PICCO）监测导管　　　超声探头耦合剂

PICCO换能器　　　　　　　透明敷料

中心静脉压（CVP）测压　　预防压疮敷料
　套件　　　　　　　　　　正压接头

动脉留置针　　　　　　　　微量延长管

 05　智能护理

监护数据智能采集系统

移动PDA

中央监护系统

智能机器人（用于辅助护
　士进行日常护理工作）

远程监护（通过远程技
　术，医生可以在任何地
　点对重症患者进行监护
　和指导）

人工智能辅助诊断系统
　（利用人工智能算法辅
　助医生进行病情分析和
　诊断）

智能药物管理（通过智能
　药柜等设备，实现药物
　的自动分发和监控，减
　少药物错误）

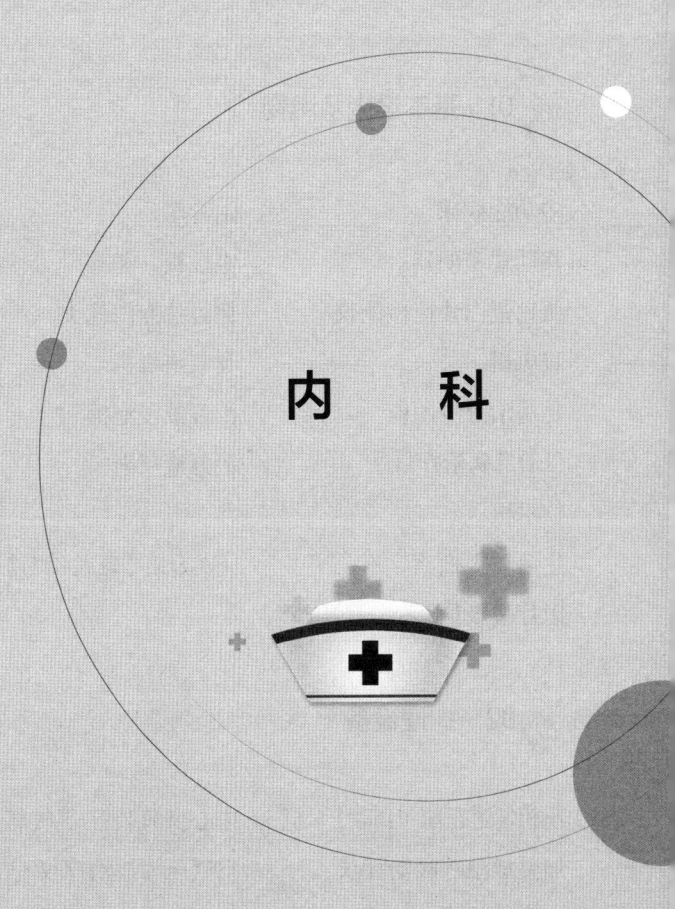

内　　科

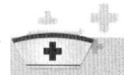

内科病房
（Internal Medicine Ward）

 01　基本设施及用物

多功能病床	治疗车
移动式坐便器	电插板
肌钙蛋白快速检测仪	俯卧位专用枕头
暖风机	臭氧消毒机
足病治疗专用椅	消毒液浸泡桶
LED足病治疗灯	消毒液喷壶
饮水机	
生活垃圾桶	（其余同普通成人病房）
医疗垃圾桶	

 02　护理设备

双相气道正压（BiPAP）机	中心供氧装置/氧气瓶
加温加湿呼吸治疗仪	空气压力波治疗仪
血压监测仪	物理排痰装置
喂养泵	移动式血氧饱和度监测仪
瑞莫杜林注射泵	转运呼吸机专用氧气瓶
负压吸引装置	呼吸神经肌肉刺激仪

呼吸康复训练仪

简易肺功能检测仪

呼吸湿化治疗仪

正压通气治疗机

雾化机

血管超声导引系统

低频膈肌起搏器

便携式血气分析仪

呼吸睡眠监测仪

床旁肺功能仪

简易肺功能仪

多参数心肺功能监测仪

拍背排痰机

高流量湿化呼吸治疗仪

无创呼吸机

气压治疗仪

医用空氧混合仪

移动吸痰机

床旁心脏标志物检测仪

红外线治疗仪

自动化腹膜透析机

生物电阻抗分析仪

恒温箱

电子秤

指尖血糖仪

胰岛素泵

动态血糖监测仪

糖尿病足感觉神经检查套件

（10 g尼龙丝、叩诊锤、

128 Hz音叉、40 g大头

针、Tip-Therm®凉温觉

检查器）

表皮温度检查仪

周围血管诊断系统

感觉神经定量检测仪

糖尿病神经血管治疗仪

动态足底压力分析系统

感觉阈值定量检测仪

经皮氧分压检测仪

超声清创刀

Gerlach电动打磨仪（胼胝）

无菌制冰机

水浴箱

血小板振荡仪

短波紫外线治疗仪

超净台

生物安全柜

简易层流床洁净屏

等离子消毒机

血管B超机

血细胞单采分离机	关节镜治疗仪
热合器	生物反馈治疗仪
无创辅助呼吸机	中频治疗仪
层流床	低频肌肉刺激仪
蜡疗仪	

03 护理用具

加压输液袋	小缝合包
加压输液器	止血钳
约束带	剪刀
约束手套	肾穿刺活检包
冰帽	食物模型
开口器	腹膜透析教学模具
CVP测定装置	人工营养评估工具
心电导联线	胰岛素注射模型
抬人担架	糖尿病健康教育用具
吸入剂教学用具	糖尿病并发症体验工具
呼吸功能训练器	糖尿病足专用鞋
康复弹力带	糖尿病足专用鞋垫
体重秤	糖尿病足减压支具
气管套管	格拉斯哥昏迷量表（GCS）
喉镜	肘部减压垫
CPR仪	美国国立卫生研究院卒中
水垫	量表（NIHSS）

简易智力状态检查量表
　　（MMSE）

标准吞咽功能评估表
　　（SSA）

韦氏认知评估量表

失语量表

蒙特利尔认知评估量表
　　（MoCA）

医用瞳孔笔

 ## 04　护理耗材

抗反流尿袋

记尿器

水封瓶

造瘘袋

透气胶布

储氧面罩

普通面罩

润滑液

呼吸机管

无创辅助通气管

加温加湿管道

人工鼻

牙垫

万向接头

N95口罩

隔离衣、防水围裙

防护面罩

升温毯

气管切开套管（7#、7.5#、
　　8#）

双腔吸氧管

一次性气管插管

一次性气管套管

一次性胸腔引流管

动脉血气针

改良型中等长度导管

单向平台阀

呼吸机管道

无创呼吸机面罩

无创呼吸机鼻罩

高流量湿化鼻塞

高流量湿化治疗仪管道

呼吸机湿化罐

中心静脉导管

植入式给药装置专用针

一次性肺活检针

胸膜活检针

体外吸引连接管

鼻饲泵管

无菌吸痰管

无菌吸痰包

雾化器（口含式、面罩式）

气管切开雾化器

呼吸机滤膜

360°呼吸机螺纹管

动脉采血器

超声血管导引穿刺套件

一次性湿化吸氧装置

痰杯

冲吸式口护吸痰管

一次性使用鼻咽通气管

一次性雾化吸入器/气管插
管专用雾化器

肌钙蛋白T（TNT）试纸

脑利尿钠肽（BNP）试纸

腹透蓝夹子

腹带

碘伏帽

腹膜透析机管路

生物电阻抗分析仪电极片

一次性手术衣

一次性血糖试纸

一次性刀片

胰岛素泵专用Sure-T可分
离式输注导管

胰岛素泵专用储药器

胰岛素注射笔

一次性使用胰岛素注射笔
用针头

一次性胰岛素注射器

一次性葡萄糖探头

藻酸盐敷料

泡沫敷料

水胶体敷料

银离子藻酸敷料

食物增稠剂

白细胞去除管路

血浆置换管路

血小板去除管路

PICC（单腔、双腔）

血管穿刺鞘

穿刺套件

层流洁净罩

一次性心电电极贴片

05　智能护理

智能化监控系统

中央监护系统

智慧护理系统

SPD系统

输血系统

血糖管理系统

6分钟步行试验（6MWT）
数据包

心肺功能测试系统

智能无人监护系统

数字集尿系统

消毒机器人

智慧陪护系统

护士站交互系统

腹膜透析患者信息管理
系统

血液透析患者信息管理
系统

信息化血糖监测系统

持续葡萄糖监测系统

心理评估软件

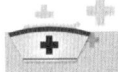

心血管内科病房
（Cardiovascular Medicine Ward）

01　基本设施及用物

清单同普通成人病房

02　护理设备

BiPAP机　　　　　　　　喂养泵

呼吸治疗仪　　　　　　　临时起搏器

床旁心脏标志物检测仪　　瑞莫杜林注射泵

血压监测仪

03　护理用具

加压输液袋　　　　　　　食物秤

04　护理耗材

TNT试纸　　　　　　　　BNP试纸

05　智能护理

移动护理系统　　　　　中央监护系统

移动PDA　　　　　　　智慧护理系统

智能化监控系统　　　　SPD系统

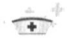

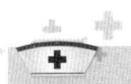

心脏监护病房
（Cardiac Care Unit，CCU）

 01　基本设施及用物

多功能病床

吊臂架

可视喉镜

纤维支气管镜

手持式B超机

激活全血凝血时间（ACT）
监测仪

升降温设备

心排量监测仪

超声仪（含食道超声）

肌钙蛋白快速检测仪

血气分析仪

暖风机

医疗锐器盒

PICCO监测仪

气道加温加湿底座

临时起搏器

ECMO

电刀

IABP泵

喂养泵

大功率移动电源

CPR仪

移动式无影灯

血液透析机

移动式坐便器

治疗车

02　护理设备

AED

心电图机

心电监护仪

负压吸引装置

中心供氧装置/氧气筒　　　　多功能监护仪

空气压力波治疗仪　　　　　恒速泵

物理排痰装置　　　　　　　输液泵

移动式血氧饱和度监测仪　　转运可拆卸心电监护仪

无创呼吸机　　　　　　　　便携式吸痰装置

便携式转运呼吸机　　　　　电子气囊压力监测仪

转运呼吸机专用氧气瓶

 03　护理用具

加压输液器　　　　　　　　心电图导联线

CVP测定装置　　　　　　　电极贴片

冰帽　　　　　　　　　　　抬人担架

开口器　　　　　　　　　　舌钳

约束带　　　　　　　　　　约束衣

 04　护理耗材

抗反流尿袋　　　　　　　　润滑液

记尿器　　　　　　　　　　呼吸机管

水封瓶　　　　　　　　　　无创辅助通气管

造瘘袋　　　　　　　　　　加温加湿管道

零感吸氧装置　　　　　　　人工鼻

透明敷贴　　　　　　　　　牙垫

面罩（普通、储氧）　　　　万向接头

N95口罩	一次性负压牙刷
隔离衣	打奶器
防水围裙	鼻肠管
防护面罩	pH试纸
升温毯	鼻咽通气管
气管切开套管（7#、7.5#、8#）	密闭式吸痰管
	标本试管
气管插管（7#、7.5#、8#）	皮肤保护敷料

 ## 05 智能护理

移动护理系统	智慧护理系统
移动PDA	医院信息系统（HIS）
智能化监控系统	SPD系统
中央监护系统	输血系统

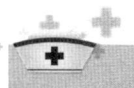

呼吸内科病房
（Respiratory Medicine Ward）

 01　基本设施及用物

负压隔离病房设施（如有　　独立洗漱间（干湿分离）
　需要）　　　　　　　　　　晾晒区/烘干系统

空气净化/消毒系统　　　　　挂壁式吹风筒

温湿度控制系统　　　　　　储物柜

紧急呼救系统　　　　　　　病床

中心负压系统　　　　　　　陪护凳

中心供氧系统　　　　　　　陪护床

健康教育智慧显示屏/电视

独立饮用水净化系统　　　　（其余同普通成人病房）

 02　护理设备

多参数心肺功能检测仪　　　无创呼吸机

遥感心电监护系统　　　　　呼吸机加温加湿仪

微量注射泵　　　　　　　　高流量呼吸湿化治疗仪

输液泵　　　　　　　　　　指夹式血氧仪

肠内营养注射泵　　　　　　臂式血压计

有创呼吸机　　　　　　　　血糖监测仪

电子听诊器

移动吸痰机

超声雾化机

医用空氧混合仪

空气波压力治疗仪

便携式血气分析仪

智能超声引导系统（血管、肌肉、膀胱等）

电动体位排痰床

胸部物理振动治疗仪

肺内叩击通气治疗仪

体外膈肌起搏器

便携式肺功能仪

智能呼吸训练器

呼吸睡眠监测仪

标签扫描仪

电子喉镜

低负压电动吸引器

便携式吸引器

一氧化氮治疗仪

03　护理用具

呼吸球囊

肺模型

吸入剂教具

储雾罐

峰流速仪

康复弹力带

扣背杯

哑铃

沙袋

多功能正压振荡呼吸训练器

肺计量呼吸训练器

语音阀

04　护理耗材

一次性湿化吸氧装置

吸氧面罩

高流量储氧面罩

双腔吸氧管

一次性使用呼吸机回路　　一次性使用无菌吸痰包

无创呼吸机面罩　　　　　一次性负压吸引内胆

无创呼吸机鼻罩　　　　　一次性体外吸引连接管

呼气阀　　　　　　　　　一次性水封瓶

呼吸机湿化罐　　　　　　一次性胸腔引流管

呼吸机细菌过滤器　　　　一次性动脉采血器

一次性使用吸湿冷凝加湿　一次性自毁型胰岛素注射
　　导管　　　　　　　　　　笔针头

一次性气管插管　　　　　乙醇棉片

气管插管导丝　　　　　　一次性鼻饲器

一次性气管切开套管　　　鼻饲泵管

新型气管切开固定带/边带　一次性口含雾化器

弹力胶带　　　　　　　　一次性面罩雾化器

高流量湿化氧疗鼻塞　　　一次性气管切开雾化器

高流量呼吸湿化治疗仪　　一次性使用血氧饱和度
　　管道　　　　　　　　　　探头

湿热交换器（人工鼻）　　电极贴片

超声血管导引穿刺套件　　痰杯

改良型中等长度导管　　　一次性肺活检针

PICC　　　　　　　　　　胸膜活检针

中心静脉导管　　　　　　口咽通气管

植入式给药装置专用针　　胸腔穿刺包

一次性使用无菌吸痰管　　闭式引流包

05 智能护理

6MWT数据包

心肺功能测试系统

智能无人监护系统

数字集尿系统

消毒机器人

智慧陪护系统

护士站交互系统

智能精准推送健康教育系统

可视化健康教育系统

互联网+延续护理服务系统

患者随访系统

物联网系统

上下肢主被动运动康复训练器

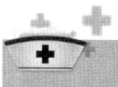

血液内科病房
（Hematology Ward）

01　基本设施及用物

空气层流净化系统　　　　挂壁式吹风筒

负压净化病房设施　　　　储物柜

中央净化监控系统　　　　病床

温湿度控制系统　　　　　床头凳

中心负压系统　　　　　　移动式餐桌

中央输液系统　　　　　　床边便携式马桶

中心供氧系统　　　　　　药浴间

中央背景音乐系统　　　　配餐间

紧急呼救系统　　　　　　洗衣系统

门禁对讲系统　　　　　　床单位消毒机

健康教育智慧显示屏/电视　消毒碗柜

独立净化水净化系统

独立洗漱间（干湿分离）　（其余同普通成人病房）

晾晒区/烘干系统

02　护理设备

血细胞分离机　　　　　　心电监护仪

血管B超机　　　　　　　微量泵

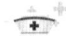

输液泵	超声导入治疗仪
输血泵	简易呼吸气囊
化疗泵	水浴箱（溶解干细胞）
营养泵	血小板振荡仪
电子喉镜	药物振荡器
检眼镜	微波炉（无菌饮食）
指夹式血氧仪	移动式紫外线消毒机
臂式血压计	生物安全柜
血糖监测仪	医用冰箱
电子听诊器	无菌制冰机
移动吸痰机	标签扫描仪
超声雾化机	加温仪
紫外线治疗仪	医用平车
红外线治疗仪	轮椅

 ## 03 护理用具

握力球	弹力网套
康复弹力带	平衡助力器
电子微量秤	平衡软垫
热合仪（干细胞）	弹力袜
电子握力计	拉伸带
沙袋	心电图定位套件
弹力绷带	

04　护理耗材

一次性使用离心袋式血液成分分离器

一次性使用血小板去白细胞过滤器

一次性使用红细胞去白细胞过滤器

血细胞分离机分离吸附置换治疗套件

一次性使用泵用输液管路

一次性使用精密加长输液器

一次性使用加长输液连接管

一次性使用鼻氧管

一次性隔离衣

PICC

05　智能护理

智能消毒机

智能无人监护系统

智能化监控系统

患者随访系统

可视化健康教育系统

互联网+延续护理服务系统

中央监护系统

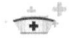

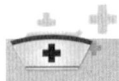

肾内科病房
（Nephrology Ward）

 01　基本设施及用物

清单同普通成人病房

 02　护理设备

血氧饱和度监测仪	生物电阻抗分析仪
AED	恒温箱
心电图机	电子秤
血压监测仪	消毒液浸泡桶
床旁心脏标志物检测仪	医用喷壶
红外线治疗仪	空气压力波治疗仪
自动化腹膜透析机	

 03　护理用具

助行器	CPR板
体重秤	水垫
食物秤	冰帽
测量尺	小缝合包

止血钳　　　　　　　　食物模型

剪刀　　　　　　　　　腹膜透析教学模具

肾穿刺活检包　　　　　人工营养评估工具

翻身枕

 04　护理耗材

一次性中心静脉导管（腹　　一次性吸痰装置（外胆、
　　腔管、胸腔管）　　　　　内胆）

一次性引流管　　　　　腹透蓝夹子

一次性雾化吸入器/气管插　腹带
　　管专用雾化器　　　　碘伏帽

TNT试纸　　　　　　　腹膜透析机管路

BNP试纸　　　　　　　生物电阻抗分析仪电极

一次性备皮刀　　　　　　贴片

一次性绷带（普通、弹力）　一次性手术衣

 05　智能护理

移动护理系统　　　　　SPD系统

移动PDA　　　　　　　输血系统

智能化监控系统　　　　腹膜透析患者信息管理

中央监护系统　　　　　　系统

智慧护理系统

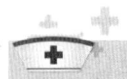

血液净化中心
（Blood Purification Center）

 01 基本设施及用物

体重秤（站立、轮椅、　　血液透析床/椅
车床）　　　　　　　　　立式血压计

 02 护理设备

血液透析机　　　　　　　生物电阻抗分析仪
血液透析滤过机　　　　　彩色多普勒超声系统
床边CRRT仪　　　　　　血气分析仪
水处理系统　　　　　　　远红外线内瘘护理仪
中心供液系统　　　　　　二氧化碳吸附设备

 03 护理用具

内瘘穿刺包　　　　　　　治疗车
导管换药包

 04 护理耗材

血液透析干粉　　　　　　一次性透析器

一次性血滤器（包括中截留量透析器）

一次性血路管（血透管路、CRRT管路）

吸附柱（碳罐、树脂吸附器、胆红素吸附柱、蛋白A吸附柱）

血液滤过置换液

透析液（含钙1.25 mmol/L、含钙1.5 mmol/L、含钾3.0 mmol/L）

柠檬酸消毒液

次氯酸钠消毒液

过氧乙酸消毒液

清洗棒A（clean cart A）（成分为碳酸钠）

清洗棒C（clean cart C）（成分为柠檬酸）

一次性血浆分离器

临时血液透析深静脉导管

带涤纶套血液透析深静脉导管

深静脉导管敷贴

蛋白A吸附管路

内瘘穿刺针（钢针/套管针）

血气分析测试试纸

ACT检测试纸

一次性血糖试纸

硬度检测试剂盒

总氯检测试剂盒

pH试纸

氯化钠/软化盐

滤芯（5 μm、100 μm）

过氧乙酸测定试纸（0~40 mg/L、0~2 000 mg/L）

 05　智能护理

智能库房

智能血液净化系统

智能急救车

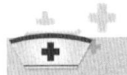

内分泌科病房
（Endocrinology Ward）

 01 基本设施及用物

足病治疗专用椅   LED足病治疗灯

 02 护理设备

指尖血糖仪

胰岛素泵

动态血糖监测仪

糖尿病足感觉神经检查套
　　件（10 g尼龙丝、叩诊
　　锤、128 Hz音叉、40 g
　　大头针、Tip-Therm®凉
　　温觉检查器）

表皮温度检查仪

周围血管诊断系统

感觉神经定量检测仪

糖尿病神经血管治疗仪

动态足底压力分析系统

感觉阈值定量检测仪

经皮氧分压检测仪

超声清创刀

Gerlach电动打磨仪
　　（胼胝）

内脏脂肪测量装置

 03 护理用具

食物模型

胰岛素注射模型

糖尿病健康教育用具

糖尿病并发症体验工具

糖尿病足专用鞋   储尿罐（留24 h尿用）

糖尿病足专用鞋垫   尿量计量仪

糖尿病足减压支具   软皮尺（测腰围）

 04 护理耗材

一次性血糖试纸   一次性胰岛素注射器

一次性刀片   一次性葡萄糖探头

胰岛素泵专用Sure-T可分   藻酸盐敷料

 离式输注导管   泡沫敷料

胰岛素泵专用储药器   水胶体敷料

胰岛素注射笔   银离子藻酸敷料

一次性使用胰岛素注射笔   一次性透明敷贴

 用针头   糖尿病足伤口换药包

 05 智能护理

信息化血糖监测系统   糖尿病患者管理平台

持续葡萄糖监测系统

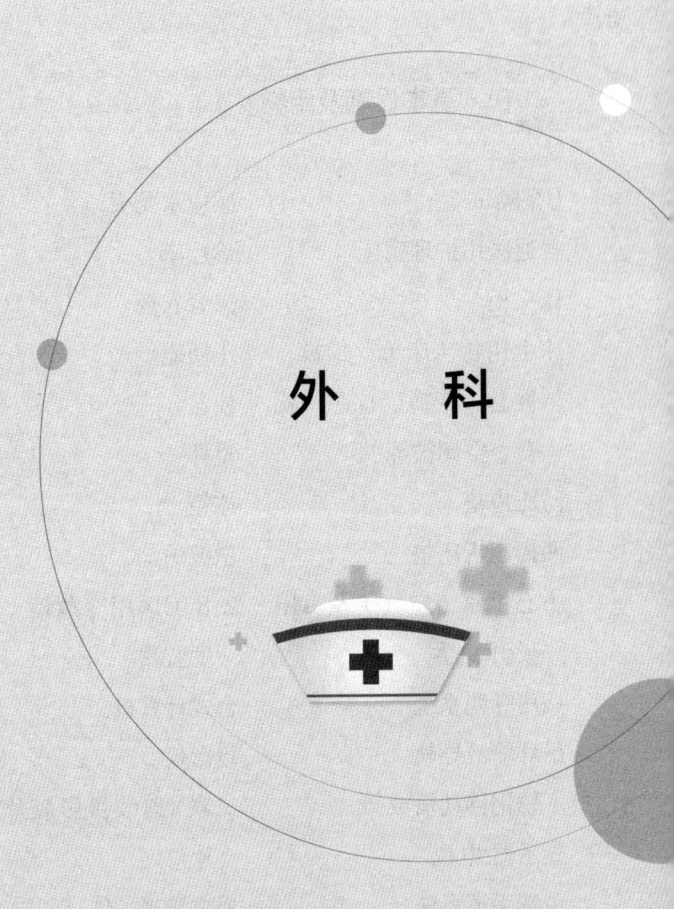

外　科

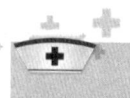

外科病房
（Surgical Ward）

 01 基本设施及用物

U型隔帘

普通医用护理病床

床头柜

床上用物（床单、棉被、
被套、床褥、枕芯、枕
套、空调被等）

防压疮垫

两摇三折床垫

中心供氧（空气）及负压
吸引装置

病房呼叫系统

吊环输液导轨

不锈钢移动输液架

显示器/电视

免洗手消毒液

免洗手消毒液架

擦手装置

病房/厕所扶手

感应水龙头

诊疗床

患者衣裤

小便壶

便盆

量杯

冰箱

微波炉

2~8 ℃医用冷藏箱（含温
度监测）

台式计算机

投影仪

二联X射线摄影胶片观
片灯

黑白激光一体打印机

针式打印机

条码打印机

条码扫描仪

不锈钢仪器车　　　　多功能护理车

不锈钢污衣车　　　　发药车

不锈钢柜子/架子　　　患者转运车床

氧气瓶（大、小）　　手动轮椅

氧气筒推车　　　　　壁挂式动静态空气净化消

治疗车（中号、大号）　　毒器

急救车　　　　　　　床单位臭氧消毒机

病历车　　　　　　　紫外线消毒车

晨间护理车

02　护理设备

电动吸引器　　　　　微量注射泵

气管插管喉镜　　　　微量输液泵

脉搏血氧饱和度监测仪　心电图机

超声波身高体重测量仪　红外线治疗仪

空气波压力治疗仪　　血糖监测仪

心电监护仪　　　　　输液加温器

03　护理用具

床上洗头用具　　　　听诊器

压舌板　　　　　　　医用红外线额温计

手电筒　　　　　　　臂式电子血压计

测量尺　　　　　　　生命体征监测仪

体重秤	对讲机
CPR板	测压尺
急救气囊	瓷研钵
口咽通气导管	盐水吊瓶网
呼吸面罩	输氧面罩
AED	雾化喷雾装置
氧气袋	监护仪电极贴片
过床板	监护仪袖带
气管切开包	pH试纸
气管插管	测氯试纸
治疗盘	紫外线强度测试纸
翻身枕	中心静脉测压管

 ## 04 护理耗材

一次性使用静脉留置针	一次性肝素帽
一次性胰岛素注射器	正压接头
一次性使用无菌注射器	无针密闭式输液接头
一次性使用人体动脉血样	一次性精密过滤避光输液器
采集器	一次性精密过滤输液器
一次性采血针	一次性输血器
预冲式冲管注射器	一次性无菌输液延长管
一次性输液针	（公母接头）
一次性使用胰岛素注射笔	中心静脉导管包（单腔、
用针头	双腔）

植入式给药装置专用针

一次性采血管

一次性使用润滑导尿管

一次性导尿包

一次性使用灭菌橡胶外科
　手套

一次性使用粪便采集器

一次性尿液试管

一次性使用捆扎止血带

一次性横单

一次性灭菌治疗巾

一次性血氧探头

引流管纱布

灭菌纱布

灭菌凡士林纱布

医用弹性胶布

卫生帽

外科口罩

医用灭菌棉垫

医用灭菌棉球

一次性使用口腔护理包

一次性使用换药包

非吸收外科缝线

独立消毒医用棉签

妇科棉签

手术引流管

医用耦合剂

光电心电图纸

一次性透明伤口敷料

一次性手术衣

表面消毒湿巾

一次性无粉手套

一次性使用薄膜手套

负压引流器

一次性使用引流袋

一次性使用灌肠器

一次性吸痰管

鼻饲管（普通、一次性
　使用）

一次性胃管（硅胶、PVC）

一次性刀片

弹性绷带

一次性PICC穿刺包

一次性血糖试纸

一次性心电电极贴片

一次性吸痰装置（外胆、
　内胆）

手消毒液

一次性棉签（大头、小头）

快速手消毒液/消毒液挂架

酒精灯   擦手纸

甘油喂食器   一次性备皮刀

一次性导管固定装置

 05   智能护理

移动护理系统   移动PDA

一体化便携式体征采集仪   移动智能终端（平板电脑）

输液智能监控系统

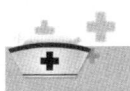

神经外科病房
（Neurosurgical Ward）

神经外科病房

01　基本设施及用物

可称重电动床

防压疮静态床垫（皮面，便于消毒）

床单位消毒机

床头伸缩灯（便于医生换药及腰椎穿刺）

红外线照射灯

02　护理设备

膀胱扫描仪

可视喉镜

患者吊运装置

冲凉床

颅内压（ICP）监测仪

脑室引流管悬挂装置

B超机

中频治疗仪

03　护理用具

气囊测压仪

约束带、约束衣和磁约束设施

三角尺

水平仪

04 护理耗材

间歇导尿尿管

幽门后喂养管

鼻饲重力滴注桶和管路

水性润滑剂

一次性网帽

一次性气管切开套管

湿热交换器

葡萄糖酸氯己定抗菌透明
敷料

抗过敏敷料

弹力胶布

水胶体敷料

 05 智能护理

平板电脑

对讲机

神经外科监护室

 01 基本设施及用物

可称重电动床

电动康复床

医用吊塔

移动电脑

移动护理车

 02 护理设备

有创ICP监测仪

亚低温治疗仪

脑电图监测系统　　　　高流量湿化治疗仪

脑氧饱和度监测仪　　　振动排痰机

脑电意识深度监测仪　　振动筛孔雾化器

经颅多普勒超声仪　　　纤维支气管镜

便携式超声诊断仪　　　可视喉镜

肌电诱发电位仪　　　　肠内营养输注泵

便携式心电监护仪　　　膀胱B超机

AED　　　　　　　　　膀胱扫描仪

床旁心电图机　　　　　抗血栓压力泵

无创呼吸机　　　　　　微量注射泵

便携式呼吸机　　　　　微量输液泵

多功能呼吸机　　　　　持续动态血糖监测仪

呼气末二氧化碳监测仪

03　护理用具

激光水平尺　　　　　　气管切开包

深静脉穿刺包　　　　　过床板

腰椎穿刺包

04　护理耗材

PICCO监测导管　　　　密闭性吸痰管

换能器　　　　　　　　精密尿液收集器

呼吸机管道　　　　　　呼吸湿化治疗仪管道

幽门后喂养管　　　　　　动脉留置针

PICC　　　　　　　　　　测温导尿管

一次性中心静脉导管

05　智能护理

重症护理信息系统　　　　中央监护系统

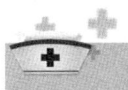

泌尿外科病房
（Urology Ward）

 01　基本设施及用物

标本冰箱

妇科检查床

支被架

输血加压器

尿动力学检测仪

尿流率检测仪

生物反馈治疗仪

尿道扩张器

拆钉器

 02　护理设备

关节被动运动仪

膀胱扫描仪

红外线照射灯

超声治疗仪

人体成分分析仪

排痰机

间歇充气加压装置

血氧饱和度监测仪

耳温计

电热毯

膀胱功能障碍治疗仪

膀胱神经和肌肉电刺激仪

电生理治疗仪

盆底肌康复治疗仪

骶神经调节仪

呼吸功能训练器

03　护理用具

护士表	食物成分表
对讲机	镜子
热水袋	膀胱日记手册
食物秤	量杯
皮褶厚度尺	电子秤
身高尺	电极贴片

04　护理耗材

蝶翼针	肾造瘘穿刺器
精密延长管	精密尿液收集器
一次性延长管	一次性喂食器
一次性引流袋	鼻肠营养管
一次性间歇导尿管	电子注药泵
一次性医用润滑液	腹带
一次性膀胱冲洗器	纯氧面罩
亲水尿管	腹内压测压管
硅胶尿管	膀胱测压管
计量型纸尿裤	直肠测压管
膀胱造瘘管	尿动力泵管及系统灌注管
肾造瘘管	输尿管支架管（单J型、
膀胱造瘘穿刺器	双J型）

泌尿造口袋　　　　　　水胶体敷料

造口粉

05　智能护理

护理大屏　　　　　　　智慧护理系统

移动PDA　　　　　　　SPD系统

移动护理工作站　　　　输血系统

监护数据智能采集系统　护理管理系统

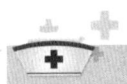

乳腺外科病房
（Breast Ward）

 01 基本设施及用物

爬墙器 肩关节旋转训练器（圆盘）

滑轮吊环训练器

 02 护理设备

人体成分分析仪 生物电阻抗分析仪

空气波压力治疗仪 多普勒监测仪

乳腺微创真空旋切系统 低频电子脉冲/红外治疗仪

乳腺引流装置 （乳腺炎、乳痛症理疗）

 03 护理用具

握力器 乳房假体展示品

人体关节量角器 乳房模型

软皮卷尺/臂围测量器 哑铃（1~2.5 kg）

穿刺枪 骨密度测定仪

体温枪

04 护理耗材

托手带

拉手带

多头胸带

自我粘缠外科绷带

胸带/腹带

压力胸衣

管状绷带

固位绷带

衬垫

低弹力绷带

弹力袖套

无菌保护套（微创手术用）

超声探头耦合剂（微创手术用）

明胶海绵（吸收性）

乳房旋切穿刺针及配件（微创手术用）

高负压引流管路/引流瓶

透明薄膜敷料（固定导管用）

乳腺穿刺定位针

义乳

义乳文胸

握力球

缝合针

缝合线

皮肤缝合器

拆钉器

免缝胶布

05 智能护理

乳腺全周期健康管理平台

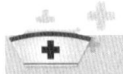

胃肠外科病房
（Gastrointestinal Surgery Ward）

 01 基本设施及用物

U型隔帘	观片灯
ABS双摇护理床	病历车
ABS床头柜	轮椅
三折床垫	医疗锐器盒
床旁椅	转运车（含氧气架）
陪护床	多媒体教学设备
擦手装置	移动输液架
病房/厕所扶手	小便壶
中心供氧（空气）及负压吸引装置	便盆
	便器清洗机
病房呼叫系统	坐便椅
吊环输液导轨	患者衣裤
感应水龙头	医用冰箱
污衣桶	紫外线灯
床上用物（床单、棉被、被套、床褥、枕芯、枕套、空调被等）	空气消毒机
	氧气筒/氧气筒推车
	保温壶
诊疗床	洗手液

免洗手消毒液　　　　　标本冰箱（选配）

免洗手消毒液架　　　　量杯

床头卡槽　　　　　　　床单位终末消毒机

补液筐　　　　　　　　肛肠专用换药床

浸泡池　　　　　　　　医用冲洗器

微波炉

02　护理设备

血栓预防气动加压泵　　超声透药治疗仪

物理排痰装置　　　　　红外线照射灯

心电监护仪　　　　　　光子治疗仪

微量注射泵　　　　　　氧气瓶

微量输液泵　　　　　　电子生物反馈治疗仪

肠内营养输注泵　　　　肛门直肠测压仪器

血氧饱和度监测仪　　　激光坐浴机

AED　　　　　　　　　鹅颈灯

电动吸引器　　　　　　床上自行车

喉镜　　　　　　　　　血糖监测仪

心电图机

03　护理用具

治疗盘　　　　　　　　防压疮床垫（气垫床/静态

床上洗头用具　　　　　　床垫）

助行器	脚枕
听诊器	对讲机
压舌板	冰箱温度计
手电筒	输血加压器
舌钳	食物成分表
测量软尺	食物秤
温湿度计	皮褶厚度尺
电子血压计	身高尺
电子体温计	步行距离尺
体重计	耳穴图
水温计	耳穴模型
CPR板	探针
急救气囊	肚脐清洁剂
口咽通气导管	造口模型
呼吸面罩	造口定位笔
氧气袋	伤口测量尺
过床板	造口测量尺
气管切开包	清创缝合包
气管插管	弹力带
腹腔穿刺包	6MWT地贴
治疗车	约束带
移动护理车	无菌剪刀
换药车	引流管标签
发药车	清洁剪刀
翻身枕	转运床

弯钳

持针器

电子化疗泵

拆钉器

石蜡油

凡士林

低分子肝素皮下注射定
　位卡

疼痛评分尺

有刻度的口服量杯

膳食宝塔/饮食模型

记号笔

 ## 04　护理耗材

一次性中心静脉导管（腹
腔管、胸腔管）

止血带

植入式输液港穿刺针

一次注射器（各型号）

一次性注射针头（各型号）

一次性中单/平车床罩

一次性正压接头

一次性油纱

一次性营养袋

一次性引流管

一次性胰岛素注射笔用
　针头

一次性延长管

一次性血气针

一次性吸氧装置

一次性吸痰连接管

一次性吸痰管（各型号）

一次性雾化吸入器

一次性无菌治疗巾

一次性胃管（硅胶、PVC）

一次性透明贴

一次性头皮针（各型号）

一次性输液贴

一次性输液器（普通、精
　密、避光）

一次性输血器

一次性手套（无菌、普通、
　乳胶、PVC等）

一次性纱布（大、中、小）

一次性三通管

一次性膀胱冲洗器

一次性尿管（乳胶、硅胶、三腔）

一次性棉球

一次性棉垫

一次性帽子

一次性留置针（14 G、20 G、22 G等）

一次性口罩

一次性口腔护理包

一次性胶布

一次性换药包

一次性灌肠袋

一次性肛窥器

一次性肛管

一次性肝素帽

一次性腹带

一次性负压引流瓶/袋

一次性负压吸引外胆/内胆

一次性导尿包

一次性采血针头

一次性PICC穿刺包

一次性血糖试纸

一次性电极片

一次性棉签（大头、小头）

弹力绷带

快速手消毒液/消毒液挂架

酒精灯

一次性喂食器

一次性导管固定装置

擦手纸

一次性备皮刀

王不留行籽

伤口敷料

带针缝合线

丝线

可吸收线

避光注射器

避光延长管

吸引管

采血试管

造口袋、造口底盘、造口附件产品

一次性尿杯

一次性大便杯

输液瓶口贴

一次性使用无菌刀片

藻酸盐敷料

医用卫生湿巾

一次性窥器

呼吸功能锻炼器/气球

泡沫敷料　　　　　　　　水胶体敷料

 05　智能护理

移动护理系统　　　　　　智能输液监控系统
一体化便携式体征采集仪　移动PDA
智能手环　　　　　　　　智能物流系统
输液配药机器人　　　　　床头平板电脑

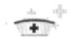

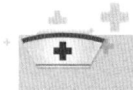

失禁与尿控护理门诊
（Urinary Incontinence Clinic）

以下是针对失禁护理门诊所需的专业护理装备清单，结合临床需求与患者安全的需要，现分类整理如下。

 01　基础护理用品

1. 一次性尿垫/护理垫

用于吸收尿液或粪便，减少皮肤与潮湿环境的接触，降低皮炎风险。

［规格：60 cm×60 cm（床垫）、30 cm×40 cm（便携式）。］

2. 成人纸尿裤/纸尿片

适用于中重度失禁患者，需选择透气、吸湿性强的产品。

3. 网裤+吸湿片芯

适用于轻度失禁患者，可搭配护垫使用，便于更换。

4. 皮肤清洁用品

①弱酸性免冲洗清洗液：避免碱性肥皂破坏皮肤屏障。②一次性无纺布湿巾：减少摩擦损伤。

 02　皮肤保护与治疗用品

1. 皮肤保护剂

①氧化锌软膏：隔离尿液/粪便刺激，预防皮炎。

②液体敷料：形成保护膜，减少摩擦。

2. 蒙脱石散

用于轻度失禁性皮炎，外敷可吸附毒素、缓解红肿。

3. 抗菌药膏

如红霉素软膏，用于已破损皮肤的感染预防。

 03　特殊护理设备

1. 造口护理用品（适用于肠造口患者）

①造口袋（一件式/二件式）。②造口腰带：固定底盘，防止渗漏。

2. 肛门控制塞/气囊肛管

适用于肛门失禁患者，可临时阻止粪便外流。

3. 导尿/集尿装置

①一次性导尿管（短期使用）。②尿套（男性失禁患者）。

 04　辅助工具

1. 防水床罩/橡胶单

防止床褥污染，需搭配护理垫使用。

2. 便携式冲洗器

用于会阴清洁，可减少感染风险。

3. 防滑袜/防跌倒拖鞋

适用于行动不便的失禁患者，可降低跌倒风险。

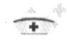

 05 教育与评估工具

1. 失禁评估量表

如IAD（失禁性皮炎）分级表，用于记录皮肤状况。

2. 患者教育手册

包含膀胱训练、盆底肌锻炼等方法。

3. 饮食指导卡

避免辛辣、高糖饮食，预防尿路刺激。

 06 门诊环境配置

1. 独立清洗区

配备温水冲洗设备、一次性手套、消毒液。

2. 隐私隔帘/屏风

保护患者尊严，减小心理压力。

3. 空气净化器

减少异味，改善就诊环境。

注意事项。

①定期更换：纸尿裤、护理垫等需根据污染情况及时更换。

②皮肤监测：每次护理后检查皮肤是否发红、破损。

③心理支持：失禁患者易产生自卑情绪，需耐心沟通。

如需更详细的品牌推荐或操作指南，可参考相关临床护理手册或厂商说明。

以下是尿控护理门诊的护理装备清单，包括诊断、治疗、护理及辅助设备等。

 ## 01 诊断设备

1. 膀胱扫描仪

用于非侵入性测量膀胱容量，有助于诊断尿潴留及其他泌尿系统问题。

2. 尿动力学系统

用于评估尿失禁、膀胱功能及括约肌行为，是诊断复杂泌尿问题的重要工具。

3. 超声检查设备

用于检查泌尿系统器官，如肾脏、膀胱等，评估其结构和功能。

4. 尿流率测定仪

用于测量尿流速度和尿量，帮助评估排尿功能。

 ## 02 治疗设备

1. 导尿管及相关用品

①间歇导尿管：用于间歇性排空膀胱，适用于膀胱排空障碍的患者。②留置导尿管：如福莱导尿管，用于需要持续导尿的患者。③导尿管固定装置：确保导尿管稳定，防止移位。④导尿包：包含消毒用品、导尿管、润滑剂等，用于导尿操作。

2. 膀胱灌注设备

用于膀胱冲洗或药物灌注，治疗膀胱感染或血尿。

3. 电刺激治疗仪

通过电刺激盆底肌来增强肌肉力量，改善尿控功能。

 03　护理用品

1. 尿失禁护理用品

①吸水巾、吸水护垫：适用于轻度尿失禁患者，使用方法与卫生巾类似。②吸水裤、纸尿裤：适用于中度至重度尿失禁患者，穿着方式类似内裤。③护理垫：用于防止尿液弄脏床单或座椅。

2. 皮肤护理用品

用于保护皮肤，预防尿液刺激引起的皮肤问题。用于保持操作环境的卫生。

3. 一次性手套、口罩、帽子

用于保持操作环境的卫生。

 04　辅助设备

1. 检查床、诊察桌

用于患者检查和治疗。

2. 无菌操作台、治疗车

方便进行各种护理操作。

3. 污物桶、医疗锐器盒

用于处理医疗废物，确保安全。

4. 消毒设备

消毒设备如紫外线灯，用于消毒操作区域。

05 其他设备

1. 患者监测设备

如血压计、体温计、脉搏血氧仪等，用于监测患者生命体征。

2. 急救设备

如简易呼吸器、急救药品箱等，可应对紧急情况。

3. 记录和存储设备

如病历夹、病历柜、药品柜等，用于存储患者资料和药品。

以上清单可根据尿控门诊的具体需求和患者情况进行调整和补充。

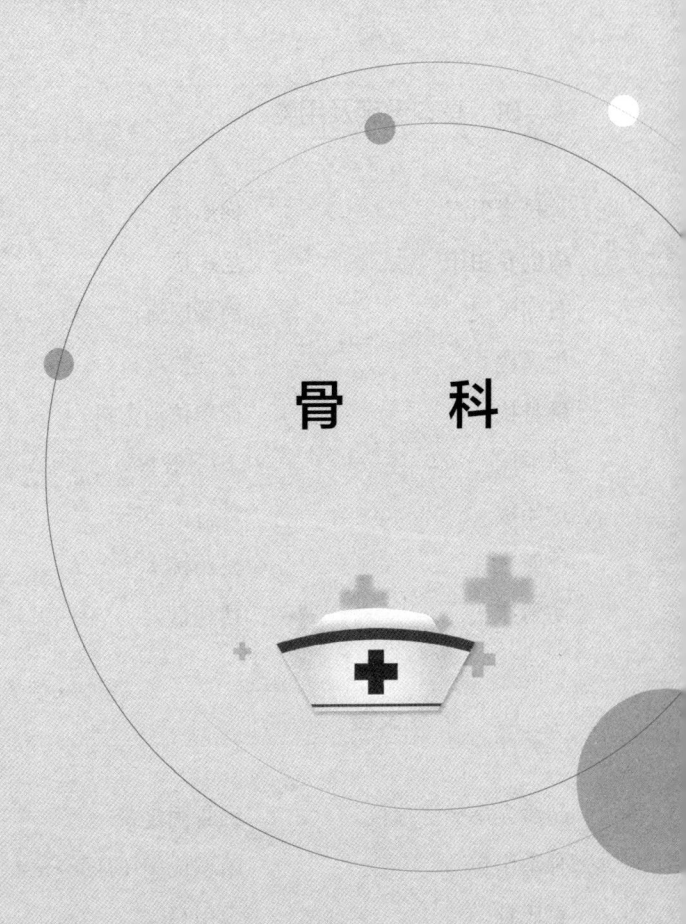

骨　　科

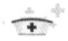

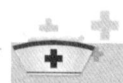

骨科病房
（Orthopedic Ward）

 01　基本设施及用物

骨科牵引床	梯形枕
清创专用床	足踝垫
布朗氏架	简易层流洁净床
抬高枕	空气消毒机
翻身枕	床单位消毒机
沐浴床	上/下肢垫
过床板	骨科换药车
秤砣	换药枕木
防滑床垫	换药盘

 02　护理设备

超激光疼痛治疗仪	锁骨固定带
骨牵引包	哈罗氏架（Halo-vest）
克氏针	牵引弓
骨牵引架	冰敷装置
皮套牵引带	枕颌带
肋骨固定带	中频治疗仪

红外线治疗仪　　　　　高频振动排痰背心

医用烤灯　　　　　　　气压治疗仪

步态分析仪　　　　　　骨伤治疗仪

下肢持续被动锻炼仪　　冲击波治疗仪

　（CPM）　　　　　膀胱治疗仪

肘关节康复器（CPM）　骨科伤口负压封闭引流

半导体激光治疗仪　　　　（VSD）装置

 03　护理用具

颈围　　　　　　　　　肩关节固定支具

腰围　　　　　　　　　髋关节固定支具

胸腰支具　　　　　　　手肘托带

足托　　　　　　　　　腹带

防足下垂垫　　　　　　软皮尺

外展枕　　　　　　　　量角器

拐杖　　　　　　　　　叩诊锤

助行器　　　　　　　　颈椎枕头

功能锻炼车　　　　　　躯干骨折、髋部骨折专用

膝关节固定支具　　　　　便盆

跟腱靴　　　　　　　　压力袜

 04　护理耗材

石膏绷带　　　　　　　一次性绷带

弹力绷带	夹板
三角巾	加强固定胶带
驳骨油纱	石膏棉

 05　智能护理

移动PDA	移动护理工作站

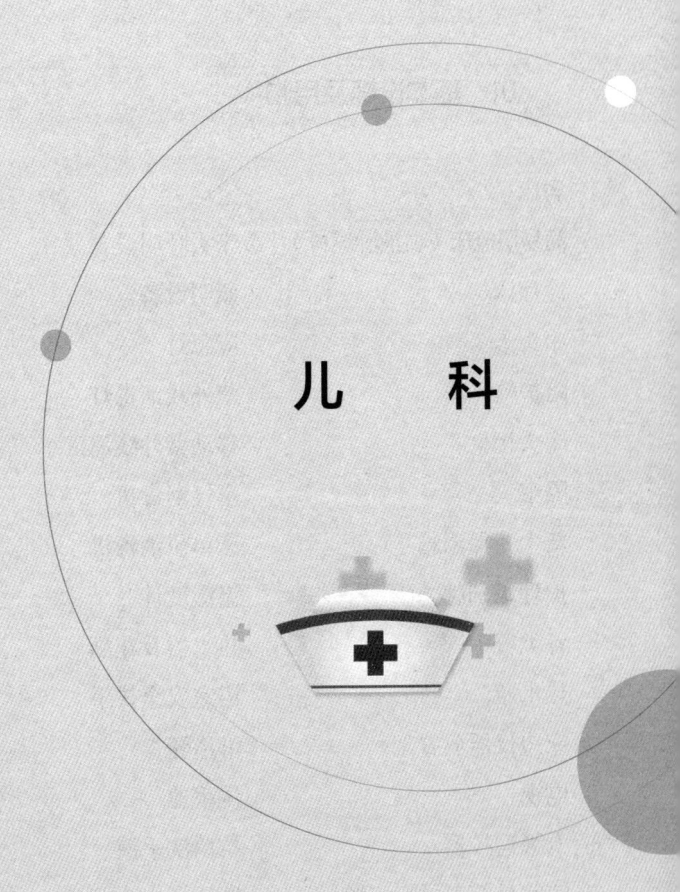

儿 科

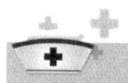

儿科病房
（Pediatric Ward）

 01 基本设施及用物

病床	空调
简易层流床（血液肿瘤科）	床头呼叫设备
诊疗床	照明设备
床头卡	应急灯
陪护椅	紫外线消毒灯
床头柜	移动紫外线消毒车
隔帘	空气消毒机
新生儿保温箱	床单位消毒机
护理级别牌	温湿度计
各类警示牌	热水器及花洒
热水瓶	浴室安全扶手
床边仪器放置架	淋浴凳
电视	洗手池
电视遥控器	抗菌洗手液
房间号等各类标识牌	医用纸巾盒
车床［患者推车（四小轮）］	擦手纸
	卷纸
轮椅（坐躺两用）	快速手消毒剂

患者一览表	条码打印机
宣传资料栏	病区宣传栏
护患沟通园地	党建宣传栏
生活垃圾桶	医护人员一览表
医疗垃圾桶	员工园地
医疗锐器盒	微波炉
生活垃圾袋	冰箱
医疗垃圾袋	防爆柜（存放少量乙醇等
监控设备	化学危险品）
消防设施	污衣车
办公桌	标本箱
电话	诊疗床（1.5 m和1.8 m都
电脑	需要）
投影仪	沐足药包存放柜
打印机	靠背椅子

 02　护理设备

治疗车	脉搏血氧饱和度监测仪
儿童体重秤	心电监护仪
婴儿电子秤	氧气压力表
电子秤	氧气瓶
身高尺	医用氧气袋
卧式量床	负压表
吸氧头罩	电动吸痰机

喉镜套装（儿童）

手动血压计（急救车）

手动吸痰器（急救车）

急救车

急救箱

自涨式气囊（各型号）

AED

移动式输液架

微量注射泵

输液泵

压缩雾化机

超声雾化机

观片灯

婴儿T-组合复苏器

翻身枕

红外线治疗仪

短波紫外线治疗仪

微波治疗仪

振动排痰机

呼吸机

高流量呼吸治疗仪

空氧混合仪

亚低温治疗仪

中频离子导入机

空气压力治疗仪

移动B超机（PICC置管用）

血糖仪（可上传数据到信息系统）

骨髓输液穿刺枪

床头抬高30°的测量尺

输血加温器

输液加压袋

电热恒温箱

1 kg规格沙袋（骨穿伤口压迫使用）

2 kg规格沙袋

单头无影灯

胰岛素泵

心电图机

经皮黄疸测试仪

血气分析仪

辐射台

蓝光箱

口服药车

超短波治疗仪（大号、小号，落地式）

艾灸仪

治疗仪（低频、中频）

振痰机衣服（各型号）

医生出诊牌

03　护理用具

护理车

可读秒电子时钟

砂轮

开瓶器

量杯

指甲剪

儿童理发器

软尺

降温冰袋

约束用具

开口器

手电筒

儿童用小凳子

小药勺

订书机

剪刀

电池

教学模型

火罐（0~4号）

火龙罐（小号、中号）

玉石刮痧板

大玻璃瓶

直钳

消毒液放置架

普通打火机

艾灸专用打火机

鼓风机

橄榄油

不锈钢盅

蜜芽罐

小儿推拿模型

耳鼻喉横切面模型

治疗盘

耳穴探针

小闹钟

耳温计

医用红外线额温计

笔式腋下电子体温计

医用电子血压计（不同型
　　号袖带）

腕式血压计

听诊器

04　护理耗材

手腕带

一次性外科口罩

N95口罩

医用帽

一次性帽子

一次性鞋套

一次性手术衣

一次性防护服

一次性隔离衣

检查手套

无菌手套

面屏

咽拭子

肛拭子

小便杯

大便杯

各类试管

各类咽拭子采集管

一次性采血管

一次性心电电极贴片

一次性血压计袖带

一次性血氧饱和度探头

动脉采血器

培养瓶

标本袋

一次性采血针、头皮针

棉签

棉球

碘伏

乙醇（75%、95%）

止血带

输液贴

注射器（各型号）

留置针（22 G、24 G、
　26 G）

无针输液接头

透明敷料

胶布

医用胶贴

一次性使用输液延长管

三通旋塞

输液器

输血器

输液手板

婴儿滴瓶

PICC穿刺包

PICC穿刺护理包

动脉测压管

氧气湿化瓶

一次性使用湿化瓶

一次性湿化吸氧装置

吸氧面罩

麻醉面罩

吸氧鼻导管

一体式吸氧管

输氧面罩延长管

气管导管

面罩式雾化器

口含嘴雾化器

超声雾化管

一次性吸痰管（F6、F8、F10）

密闭式吸痰管

痰液收集器

一次性使用吸引连接管

一次性吸引瓶内胆

一次性压舌板

一次性口腔护理包

胃管（F6、F8、F10）

引流瓶

引流袋

负压引流袋

婴幼儿尿液收集器

一次性导尿包

一次性使用无菌导尿管

一次性使用精密尿袋

石蜡油

灌肠袋

无菌治疗巾

无菌洞巾

护理垫

一次性备皮刀

一次性换药包

一次性弯盘

一次性使用中单

一次性垫单

一次性治疗碗

棉垫

纱块

一次性绷带

弹力绷带

网状绷带

伤口敷料

明胶海绵（吸收性）

腰椎穿刺包

骨髓穿刺包

外科手术膜

肾穿刺活检针

水封瓶/负压引流瓶

超声探头耦合剂

一次性血糖试纸

一次性使用胰岛素注射笔
用针头

胰岛素泵一次性管路

持续葡萄糖监测系统（传感器套装）

导电膏

储药器

消毒湿巾

消毒片/消毒粉

消毒剂浓度试纸

手术记号笔

弹力耳穴贴

揿针（0.22 mm、0.25 mm）

灸垫

热奄包（45 ℃、60 ℃）

耳套

大号超短波套

香囊袋

沐足方说明书

药枕袋

药枕外包装袋

大青盐

针灸针

无纺布透明敷贴

香囊说明书

一次性床单

小药箱

蜂蜜

生姜汁

塑料密封盒（各型号）

订书钉

耳朵模型

透明展示罐

无菌治疗巾

乙醇棉片

注射器针头

雷火灸（6炷）

火龙罐专用艾炷

火针

日期标签

橄榄油（分装，小瓶）

糍糊

 05　智能护理

病房呼叫系统　　　　　　　高拍仪

床旁交互系统　　　　　　　护理信息化系统

医护对讲系统　　　　　　　护理管理系统

中央控制系统　　　　　　　患者随访系统

中央监护系统（含信息系　　儿科早期预警系统

　　统接口）　　　　　　　儿童哮喘标准化病历系统

一体化呼救设备　　　　　　互联网+护理服务系统

电子患者一览表　　　　　　患者管理平台

智能床头卡　　　　　　　　智能物流机器人

智能呼叫手表　　　　　　　静脉血管显像仪

护士站智慧屏　　　　　　　儿童早期综合发展评估与

移动PDA　　　　　　　　　　指导系统

扫码枪　　　　　　　　　　治疗室呼叫系统

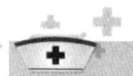

普通新生儿病房
（Well Baby Nursery）

 01　基本设施及用物

电动感应洗手池	配奶台
新生儿沐浴池	奶具清洗槽
新生儿沐浴盆	开水器/恒温水机
新生儿游泳池	恒温水箱
恒温电热水器	生活垃圾桶
新生儿抚触台	医疗垃圾桶
巴氏消毒机	通信设备
医用吊塔	温度计
层流净化/通风系统	湿度计
办公电脑	冰箱
办公桌	紫外线灯
复印机	污洗间
氧气筒	婴儿床
墨盒	蓝光灯
打印机	新生儿衣服
文件柜	新生儿包被
物资存放柜	棉胎
鞋柜	床单
配奶间	浴巾

污衣桶

病历车

擦手纸

洗手液

手消毒液

手腕带

婴儿沐浴露

印泥

快速手消毒液/消毒液挂架

脐带护理模型

早产儿综合护理模型

早产儿模拟人（24周、

　30周）

高级婴儿护理模型

病房呼叫系统

 ## 02　护理设备

治疗车

护理车

脑电监测系统

亚低温治疗仪

一氧化氮气体流量控

　制仪

血液净化装置

ECMO

臭氧消毒机

尿布车

药疗车

换药车

急救车

心电监护仪［含有创血压

（IBP）监测］

微量注射泵

输液泵

电动吸痰机

婴儿电子秤

尿布秤

电动低压吸引器

血气分析仪

婴儿正压呼吸治疗系统

眼底照相机

床边X射线机

床边B超机

经皮黄疸测试仪

血糖仪

血制品运送箱	新生儿辐射台
心电图机	婴儿T-组合复苏器
氧浓度检测仪	喉镜
射线防护屏、防护服	简易呼吸器
新生儿蓝光治疗箱	无创呼吸机
新生儿转运暖箱	有创呼吸机
新生儿暖箱	转运呼吸机

 ## 03　护理用具

遮光布	护理标识
新生儿鸟巢	护理标签
角度尺	听诊器
新生儿气囊	压舌板
肛温计	连续气道正压通气
体温计	（CPAP）帽子
水温计	新生儿神经行为测定
软皮尺	（NBNA）工具箱
婴儿沐浴架	医用瞳孔笔
泡浴盆	叩诊锤
移动输液架	手电筒
治疗盘	呼吸面罩
量杯	氧气袋
奶勺	CPR仪
奶瓶	

04 护理耗材

防护用具（口罩、帽子、防护衣、面屏等）

留置针

硅胶胶带

水胶体敷料

棉柔宽胶带

防逆流输液接头

防蓝光眼罩

透明敷贴

胶布

一次性输液器

一次性输血器

一次性肝素帽

无针接头

输液延长管

一次性吸痰管（各型号）

消毒液（乙醇、过氧化氢、碘伏、有效氯）

含氯测试纸

棉签

棉球

中心静脉导管（1.9Fr PICC 脐血管导管）

一次性压力传感器

预冲式导管冲洗器

心电定位鳄鱼夹

一次性婴儿集尿袋

一次性注射器（各型号）

大便采集器

小便采集器

一次性采血管（各型号）

PICC置管包

一次性换药碗

纱布

负压引流瓶

一次性胃管（各型号）

一次性尿管（各型号）

一次性手套/脚套

婴儿T-组合复苏器呼吸管路

气管导管（各型号）

电极贴片

胸腔闭式引流瓶

腹腔引流管

造口袋

一次性鼻导管式吸氧装置

一次性血氧探头

正压呼吸治疗系统（前置
鼻管、鼻塞、鼻罩）

一次性呼吸管路

一次性雾化器

一次性呼吸机过滤器

一次性吸痰装置

吸引连接管

引流袋

一次性备皮刀

一次性手套

无菌手套

一次性尿布

一次性肛管

一次性无菌治疗巾

一次性血糖试纸

密闭式吸痰管

一次性三通接头

一次性奶瓶

安抚奶嘴

一次性沐浴膜

一次性血压袖带（各型号）

一次性隔离衣

磨砂膏

导电膏

一次性护脐带（脐部敷贴）

明胶海绵

光疗尿裤

婴儿护臀霜

婴儿口杯

干洗洁肤液

血气分析包/冲洗包

pH试纸

弹力绷带

消毒湿巾

普切包

缝合包

腰椎穿刺包

05 智能护理

红外线扫描枪	机器人物流系统
移动PDA	智能化监控系统
智能远程探视系统	智能药柜
移动护理系统	手麻系统工作站

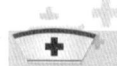 新生儿重症监护病房
（Neonatal Intensive Care Unit，NICU）

 01　基本设施及用物

医用吊塔
恒温电热水器
新生儿沐浴盆
新生儿游泳池
新生儿抚触台
新生儿包被/鸟巢
配奶间
配奶台
奶具清洗槽
开水器/恒温水机
恒温水箱
配奶用具（奶瓶、奶匙、

奶盅）
婴儿毛巾/浴巾/帽子/衣服
暖箱遮光罩
脐带护理模型
早产儿综合护理模型
早产儿模拟人（24周、30
　周）
高级婴儿护理模型
电动感应洗手池（洗手
　盆规格61 cm×41 cm×
　25 cm）

 02　护理设备

新生儿抢救辐射台
新生儿暖箱
新生儿蓝光治疗箱
呼吸机

婴儿T-组合复苏器
新生儿转运暖箱
转运呼吸机
电动低压吸引器

心电监护仪（含IBP监测）　　婴儿正压呼吸治疗系统

新生儿喉镜（00#、0#）　　眼底照相机

脑电监测系统　　床边X射线机

亚低温治疗仪　　床边B超机

一氧化氮气体流量控制仪　　经皮黄疸测试仪

血液净化装置　　氧浓度检测仪

血气分析仪　　射线防护屏、防护服

 03　护理用具

婴儿电子秤　　CPAP帽子

肛温计　　NBNA工具箱

体温计　　量杯

角度尺　　泡浴盆

新生儿气囊　　医用瞳孔笔

早产儿面罩　　叩诊锤

新生儿面罩

 04　护理耗材

硅胶胶带　　　　　　脐血管导管）

新生儿电极贴片（硅胶）　防逆流输液接头

水胶体敷料　　防蓝光眼罩

棉柔宽胶带　　一次性手套/脚套

中心静脉导管（1.9Fr PICC　一次性血氧饱和度探头

一次性呼吸管道	磨砂膏
细菌过滤器	导电膏
正压呼吸治疗系统（前置鼻管、鼻塞、鼻罩）	一次性护脐带（脐部敷贴）
	一次性婴儿集尿袋
一次性压力传感器	一次性隔离衣
留置针（24 G、26 G）	一次性胸腔闭式引流瓶
预冲式导管冲洗器	明胶海绵（吸收性）
一次性导尿管（6 F、8 F）	光疗尿裤
一次性胃管（5 F、8 F）	婴儿护臀霜
密闭式吸痰管（6 F、8 F）	婴儿口杯
一次性奶瓶	干洗洁肤液
安抚奶嘴	pH试纸
一次性沐浴膜	消毒液
一次性血压袖带（各型号）	弹力绷带
心电定位鳄鱼夹	血气分析包/冲洗包
婴儿T-组合复苏器呼吸管路	消毒湿巾

 05　智能护理

智能远程探视系统

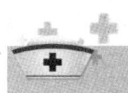

儿童保健护理门诊
（Well-child Clinic）

 01　基本设施及用物

空气消毒机	宣传资料栏
生活垃圾桶	监控设备
医疗垃圾桶	消防设施
生活垃圾袋	办公桌
医疗垃圾袋	电话
诊疗床	电脑
空调	投影仪
照明设备	打印机
应急灯	打印纸
紫外线消毒灯	电池
移动紫外线消毒车	病区宣传栏
温湿度仪	党建宣传栏
洗手池	医护人员一览表
抗菌洗手液	订书机
医用纸巾盒	订书钉
擦手纸	凳子（诊室凳子及治疗室
卷纸	凳子需有靠背）
快速手消毒液	儿童用小凳子

医护人员出诊牌

儿童书架

儿童乐园（如小木马）

食物模型

营养厨房食品（如青菜、水果、鸡蛋、米糊）

厨房用具（如小碗、小勺、榨汁机、电磁炉）

电子宣传屏

办公用品

笔

 02　护理设备

经皮黄疸测试仪

身高尺

身高测量仪

卧式量床

婴儿电子秤

儿童体重秤

电子体重秤

耳温计

医用红外线额温计

听诊器

手电筒

血压计

电耳镜

检影镜

韦氏幼儿智力量表

韦氏儿童智力量表

格塞尔婴幼儿发展量表

儿童发育筛查量表（ASQ）

0～6岁小儿发育筛查量表（DST）

贝利婴幼儿发展量表

孤独症诊断观察量表（ADOS）

儿童发育行为评估系统（儿心量表-Ⅱ）工具箱

婴幼儿孤独症（自闭症）筛查量表（M-CHAT）

语言评估与训练用具

沙盘沙具

人体成分分析仪

母乳成分分析仪

脊柱测量仪

儿童视力筛查仪　　　　步态分析仪

听力筛查仪　　　　　　双目视力筛查仪

脑电仿生电刺激仪　　　平衡测评仪

经颅磁治疗仪

03　护理用具

软尺　　　　　　　　　玩偶模型

教学模型　　　　　　　摇铃

闹钟　　　　　　　　　食物模型

04　护理耗材

一次性外科口罩　　　　乙醇棉片

检查手套　　　　　　　消毒片/消毒粉

一次性床单　　　　　　氯消净监测试纸

一次性帽子　　　　　　紫外线监测试纸

一次性垫单　　　　　　日期标签

消毒湿巾　　　　　　　糨糊

05　智能护理

儿童生长发育测评系统　　婴幼儿智能体检仪

儿童早期综合发展评估与　　中国人手腕骨发育标准
　　指导系统　　　　　　　　　CHN法

注意力训练系统　　　　联合型瑞文智力测评

儿童膳食营养分析软件　　（CRT）

幼儿情绪评估软件　　　图片词汇测试（PPVT）

语言评估与训练系统

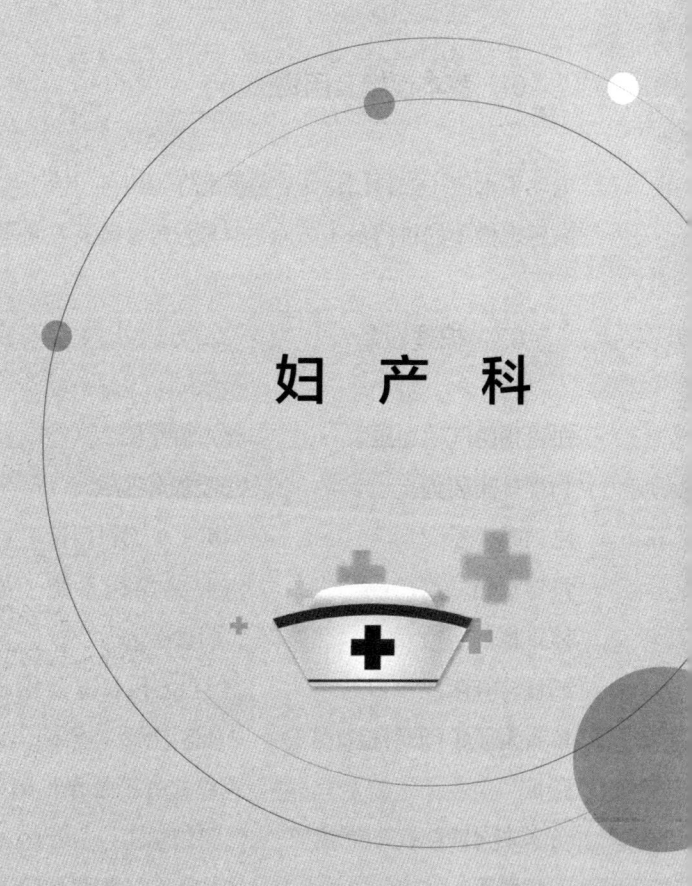

妇 产 科

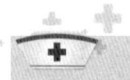

妇科病房（含门诊）
（Gynecology Ward）

 01 基本设施及用物

电动手术床（妇科门诊）　　手术灯（妇科门诊）

高压水枪（妇科门诊）　　　（其余同普通成人病房）

 02 护理设备

血栓预防气动加压泵

物理排痰装置

电动吸引器

恒温水箱

体重秤

妇科检查床

单头无影灯（妇科检查灯）

踏板

负压吸引器（人工流产吸机）

高频手术系统［妇科宫颈环形电切术（LEEP）机］

盆底肌松弛物理治疗仪

激光治疗仪

宫腔操作监测系统（B超机）（妇科门诊）

宫腔镜操作系统（妇科门诊）

宫腔镜手术镜及操作鞘（妇科门诊）

宫腔检查镜及操作鞘（妇科门诊）

工作手件（妇科门诊）

手术微剪（妇科门诊）

高频电刀操作系统（妇科门诊）

手术电极环/刀/针（妇科门诊）

条码打印机（妇科门诊）

液体膨宫机（妇科门诊）

电子生物反馈治疗仪（盆底肌康复治疗仪）（妇科门诊）

宫腔镜摄像系统（妇科门诊）

微波治疗仪（妇科门诊）

神经肌肉刺激治疗仪（盆底肌康复治疗仪）（妇科门诊）

阴道镜检查仪（妇科门诊）

 03 护理用具

窥器（检查/手术）（妇科门诊）

宫腔刮匙（妇科门诊）

内膜刮匙（妇科门诊）

宫颈扩条（3#~10.5#）（妇科门诊）

圈钳（妇科门诊）

血管钳（14#~22#）（妇科门诊）

宫颈钳（妇科门诊）

活检钳（妇科门诊）

人工流产包（妇科门诊）

异物钳（妇科门诊）

宫腔镜包（妇科门诊）

取环钩（妇科门诊）

上环包（妇科门诊）

上环叉（妇科门诊）

阴道镜包（妇科门诊）

人工流产吸管（妇科门诊）

钳刮包（妇科门诊）

 04 护理耗材

一次性塑料胶单（60 cm×80 cm）

一次性长针头（后穹隆穿刺针）

一次性窥器

一次性真空采血试管［干
　燥管，分离胶促凝管，
　柠檬酸钠9∶1、4∶1，
　乙二胺四乙酸二钾
　（EDTA-K2），肝素
　锂，微生物采样管］

一次性雾化吸入器

一次性无针接头

一次性吸氧面罩

一次性引流袋

妇科检查纸

标本固定液

一次性床罩（妇科门诊）

一次性手术膜（妇科门诊）

一次性手术衣（妇科门诊）

外科擦手纸（妇科门诊）

粘贴电极贴片（妇科
　门诊）

一次性胶单（妇科门诊）

宫内节育器（妇科门诊）

一次性手术刀片（妇科
　门诊）

一次性宫腔造影管（妇科
　门诊）

一次性人工流产吸引管
　（妇科门诊）

消毒湿巾（妇科门诊）

妇科棉签（妇科门诊）

病理标本瓶（妇科门诊）

05　智能护理

移动护理系统

一体化便携式体征采集仪

智能手环

输液配药机器人

输液智能监控系统

移动PDA

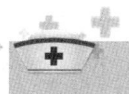

产科病房
（Maternity Ward）

 01 基本设施及用物

婴儿床	药品冰箱
新生儿沐浴台	自由体位分娩凳
新生儿抚触台	脚踏凳
新生儿预防接种台	过床板
妇科检查床	瑜伽球
多功能电动产床	瑜伽垫
疫苗冰箱	

 02 护理设备

新生儿转运暖箱	输血输液加压器
婴儿辐射保暖台	血酮仪
胎心监护仪	气压治疗仪
新生儿听力筛查仪	膀胱扫描仪
血气分析仪	经皮黄疸测试仪
多普勒胎心仪	动态血压监护仪
新生儿喉镜	恒温箱（加热柜）
输血输液加温器	新生儿吸痰机

婴儿呼吸囊	AED
医用离心机	婴儿T-组合复苏器
新生儿脉搏血氧饱和度监测仪	新生儿胎粪吸引管
	血糖仪
婴儿电子秤	电动负压吸引器
CVP测压装置	床边超声仪

03　护理用具

产房接生包	长/短窥器
清宫包	12.5#有齿镊子
窥宫包	16#镊子
产房水囊放置包	25#有齿镊子
产科子痫包	25 cm无齿镊子
吸痰包	扩宫条（各型号）
聚血盆	妇科探针
侧切剪	妇科刮匙（5#、6#、7#）
产房脐包	双头刮匙
坐骨结节外测量尺	宫颈钳
骨盆测量尺	敷料钳
阴道拉钩（上、下页）	喂奶钢杯
窄长上、下页（无纺布）	新生儿足印台
宽长上、下页（无纺布）	

04　护理耗材

婴儿一次性吸痰管	妇科棉签
吸液器	产妇垫巾
尿片	胎监带
护脐贴	医用耦合剂
一次性使用产包	子宫填塞球囊
一次性窥器	抚触油
缝合线	一次性导尿包
一次性使用脐包	输血器
软皮尺	白细胞过滤器
新生儿气管插管（2.0#、2.5#、3.0#、3.5#、4.0#）	外科手套/检查手套/薄膜手套
	防护镜
新生儿气管插管导丝	鞋套
胎粪吸引管	消毒液

 05　智能护理

婴儿智能手环	产科临床诊治人工智能专家系统
分娩导航仪	

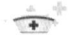
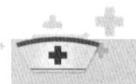

妇女保健护理门诊
（Women's Health Clinic）

 01 基本设施及用物

空气消毒机	监控设备
生活垃圾桶	消防设施
医疗垃圾桶	办公桌
生活垃圾袋	电话
医疗垃圾袋	电脑
诊疗床	投影仪
空调	打印机
照明设备	打印纸
应急灯	观片灯
移动紫外线消毒车	订书机
洗手池	订书钉
抗菌洗手液	病区宣传栏
医用纸巾盒	党建宣传栏
擦手纸	医护人员一览表
卷纸	电子宣传屏
快速手消毒液	笔
宣传资料栏	办公用品

02　护理设备

体温计

血压计

身高体重仪

人体成分分析仪

骨密度测定仪

体能测试仪

改良Kupperman评分表

抑郁自评量表（SDS）

焦虑自评量表（SAS）

匹兹堡睡眠质量指数量表

女性性功能指数（FSFI）

爱丁堡产后抑郁量表
（EPDS）

90项症状自评量表（SCL-90）

压力式盆底肌力测试仪

盆底表面肌电分析仪

新Perfect方案

盆腔脏器脱垂/尿失禁性功能问卷（PISQ-12）

盆底障碍影响量化表
（PFIQ-7）

尿失禁生活质量问卷
（I-QOL）

膀胱过度活动症评分
（OABSS）

阴道松弛度问卷（VLQ）

疼痛位点图谱

母乳喂养技能测评工具
（LATCHES）

营养风险筛查2002表
（NRS 2002）

盆底磁刺激治疗仪

射频控温治疗仪

神经肌肉刺激治疗仪

康复治疗仪

多系统治疗仪

生物反馈团体治疗仪

超声波治疗仪

深层肌肉刺激仪

音乐治疗干预专用机

负压振动理疗仪

经颅磁治疗仪

微电流刺激仪

反馈型音乐放松椅	AED
磁振热治疗仪	光动力治疗仪
生物反馈治疗仪	射频理疗仪
心电监护仪	

 ## 03　护理用具

女性系统解剖示教图谱或	新生儿模型
模型	瑜伽球
子宫托	运动康复气垫
节育器	瑜伽垫
孕产模型	盆底模型
皮尺	体态评估图
食物模型	人体骨骼模型
乳房模型	阴道康复器模型

 ## 04　护理耗材

一次性外科口罩	碘伏消毒液
检查手套	乙醇消毒液
一次性床单	消毒片/消毒粉
一次性帽子	氯消净监测试纸
一次性垫单	紫外线监测试纸
一次性棉签	日期标签
消毒湿巾	糨糊

05　智能护理

妇科肿瘤院内保健管理平台

人工流产全程管理随访系统

体质监测与促进系统

更年期档案电子系统

营养评估系统

孕产妇焦虑抑郁筛查一体机

心身互动和安全运动干预系统

妇幼健康信息管理平台

身心健康管理系统

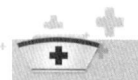

助产士门诊
(Maternal Health Clinic)

 01 基本设施及用物

空调	电脑
照明设备	投屏电视
温湿度计	打印机
洗手池（配备感应水龙头）	订书机
抗菌洗手液	凳子（诊室凳子需有靠背）
诊疗床	沙发（有靠背）
床头柜	靠枕
枕头	食物秤
毛巾	文件柜
被子	出诊项目印章
医用纸巾盒	计算器
擦手纸	条码扫描仪
快速手消毒液	空气消毒机
宣传资料栏	应急灯
医护人员出诊牌	哺乳椅（带扶手）
办公桌	脚凳
办公椅	尿布台
电话	储物柜

| 打印纸 | 办公用品 |
| 笔 | 订书钉 |

02　护理设备

多普勒胎心仪	经皮黄疸测试仪
营养分析仪	体温计
成人体重秤	听诊器
婴儿电子体重秤（精确到g）	血压计
	婴儿口腔模型
医用级电动吸乳器	温奶器
吸乳护罩（各型号）	骨盆测量器

03　护理用具

宫高/腹围测量卷尺	瑜伽垫
骨盆模型	跪垫
小音箱	托腹带
胎儿模型	墨西哥围巾
食物模型	教学模型
分娩球	纯艾条
普拉提球	乳房模型
橄榄球	分娩之旅图册
会阴按摩球	会阴按摩图例

指导视频

专用消毒液、清洁刷

香薰仪

冷敷垫

婴儿模型

乳头测量尺

哺乳枕

乳旁加奶器

乳盾（不同尺寸）

母乳储存瓶/袋

喂奶杯/勺

膳食宝塔模型

奶瓶、吸乳器配件消毒器

04 护理耗材

一次性外科口罩

精油

检查手套

医用棉签

一次性垫单

消毒湿巾

一次性帽子

乙醇棉片

一次性医用无菌凝胶

防溢乳垫

各种宣教告知书及知情同
　意书

纯羊脂膏

无菌生理盐水

医用耦合剂

母乳喂养手册

润滑油

记录表

评估量表

哺乳姿势图解卡片

05 智能护理

门诊出诊病例系统（助产
　士门诊工作站）

胎动计数小程序

每日所需热量计算小程序

世界卫生组织（WHO）母乳喂养观察表

母乳喂养母亲-婴儿评估量表

LATCH评分表

婴儿母乳喂养评估量表

母乳喂养自我效能量表

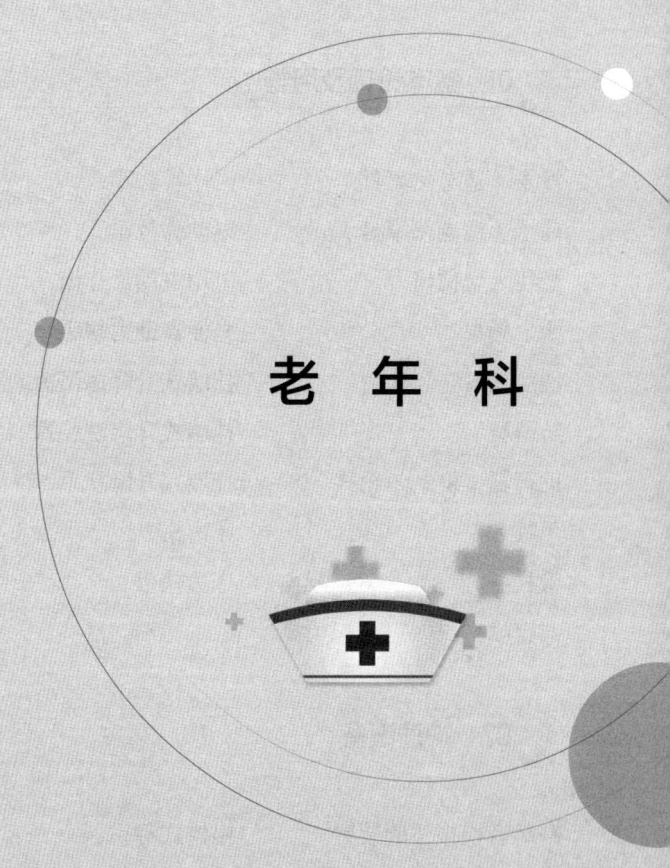

老 年 科

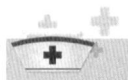

老年科病房
（Geriatrics Ward）

 01　基本设施及用物

沙发（适老化家具）	医用转移车
椅子（适老化家具）	电动移位车
老年人坐便椅	医用电动诊疗床
床上餐桌	坐便器助力扶手
洗浴凳	挂墙式升降沐浴椅
防滑鞋	挂墙式升降洗脸盆
助行器（框式、轮式）	挂墙式升降扶手
手杖	床边桌
腋杖	床边扶手
前臂杖	

 02　护理设备

高龄者模拟体验装置	座椅式称重器
偏瘫康复器	助食餐具
升降式引导式认知互动训练（OT）桌	电动护理床
	座椅升降机
训练用台阶	履带式爬楼机

电动移位机	边进式浴缸
轮椅升降平台	无障碍康复水疗运动槽
OT训练台	移动护理椅
无障碍康复水疗浴缸	简易洗澡车

 ## 03　护理用具

握力球	数字套圈
木插板	立式套圈
多功能关节活动测量表	套彩盘
平衡杆	组合型训练脚垫
磁力象棋盘	

 ## 05　智能护理

睡眠监测床垫	无障碍斜坡系统
老年人跌倒检测报警系统	投篮训练康复系统
智能化楼梯升降椅展台	康复水疗系统（含移位
多维步态减重康复训练	系统）
系统	视听干预系统
组合式智能康复训练系统	卧式沐浴系统

手 术 室

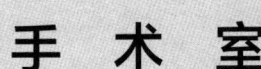

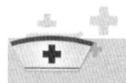

标准手术间
（Standard Operating Room）

 01　基本设施及用物

基本设施及用物	配置数量
中央控制面板	1套/间（标配）
设备带	1~2组/间
嵌入式药品/物品柜	2~3组/间
书写台	1套/间（标配）
监控摄像头	1套/间（标配）
手术无影灯（子母）	1套/间（标配）
麻醉吊塔	1套/间（标配）
外科吊塔	1套/间（标配）
腔镜吊塔	1套/间（腔镜手术间配置）
电动手术床	1套/间（标配）
嵌入式观片灯/电子屏	1套/间（标配）
护士工作站（触屏电脑）	1套/间（标配）
高频电刀	1套/间（标配）
能量平台	选配
超声刀	1套/间（妇产科、胃肠外科、胸外科、甲乳外科、泌尿外科手术间配置）
体位架	1套/间（根据手术功能、需求，专科手术间配置）

基本设施及用物	配置数量
减压垫	1套/间（根据手术功能、需求，专科手术间配置）
心电监护仪	1套/间（标配）
医用保温柜箱（嵌入式）	1套/间（标配）
医用保冷柜箱（嵌入式）	1套/间（根据手术功能、需求，专科手术间配置）
医用升温毯（加温毯）	1套/间（标配）
气压止血仪	1套/间（标配；根据手术功能、需求，专科手术间配置）
彩色超声诊断仪	（标配；根据手术量配备数量；甲乳外科、泌尿外科、妇产科配置）
移动式铅防护屏	1套/防辐射间（标配）
铅衣消毒柜	1套/防辐射间（选配）
铅防护服	6套/防辐射间（标配）

 02 护理设备

护理设备	配置数量
器械车（大、中、小各1辆）	1套/间（标配）
敞开式污物桶	1套/间（标配）
敷料清点桶	1套/间（标配）
器械托盘	1套/间（标配）
踏脚凳	2~4个/间（标配）

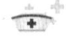

护理设备	配置数量
转凳	4个/间（标配）
输液架（精密）	1套/间（标配）
加温输液器	1套/间（标配）
病理标签打印机	1套/间（标配）
打印机	选配
加压输血器	1套/间（根据手术功能、需求，专科手术间配置）
过床板	1套/间（标配）
负压吸引装置	1~2套/间（标配）
自动出纸器	1套/刷手池（标配）
外科手消毒液自动出液器	1套/刷手池（标配）
外科洗手液自动出液器	1~3套/刷手池（标配）
感应式快速手消毒液装置	1套/间（标配）
红外线扫描枪	1套/间（选配）

03 护理用具

护理用具	配置数量
棉被/毯	1套/间（标配）
软枕	1套/间（标配）
转运车棉被	1套/车（标配）
约束带	1套/间（标配）
电子体温计（装置）	1套/间（标配）
听诊器	1套/间（标配）
测量尺	1套/间（标配）
清洁剪刀	1套/间（标配）

简易呼吸器	1套/区（标配）
急救车	1套/区（标配）
吸氧装置	1套/间（标配）
负极板回路垫	1套/间（选配）

 ## 04 护理耗材

负压装置内胆

胶布

输血器

采血针头

采血试管

一次性氧管（3~5 m）

一次性负极板

电刀刷

电刀（短刀头、长刀头、
　带吸头）

换能器

超声刀

显影纱垫/纱布/纱球/纱条

脑棉片

显微镜套

切口膜（30 mm×40 mm、
　40 mm×50 mm、脑科切
　口膜45 mm×45 mm）

双极电凝镊（0.6 mm×
　190 mm、1.2 mm×
　190 mm）

腔镜保护套

灌肠袋

硅胶胸腔引流管（30#、
　32#、34#）

显影硅胶腔引流管（12#、
　14#、16#）

腹腔冲洗引流管（24#）

T管（12#、14#、16#、
　18#、20#、22#、24#）

引流袋

胸腔引流瓶

一次性导尿包

双腔尿管（8 F、10 F、
　12 F、14 F、16 F、
　18 F、20 F）

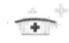

 05 智能护理

移动护理系统	智能刷手系统
移动PDA/iPAD（平板电脑）	智慧化数据驾驶舱
机器人物流系统	位置服务系统
智能化监控系统	智能耗材柜
智能药柜	智能库房

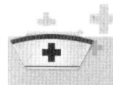

神经外科手术间
（Neurosurgery Operating Room）

 01 基本设施及用物

基本设施及用物	配置数量
神经外科动力系统	（标配；根据手术量配备数量）
神经外科显微镜	（标配；根据手术量配备数量）
颅脑手术固定器	（标配；根据手术量配备数量）
射频设备	（选配）
手术导航系统	（选配）
脑立体定向仪	（选配）
术中神经监护系统	（选配）

神经内窥镜　　　　　　　（选配）

医用降温毯　　　　　　　（选配）

经颅多普勒超声仪　　　　（选配）

超声外科吸引系统　　　　（选配）

手术机器人　　　　　　　（选配）

 04　护理耗材

可吸收性外科缝线（1、0、2/0、3/0、4/0）	聚丙烯不可吸收缝合线
	可吸收免打结外科缝线
非吸收性外科缝线（0、2/0、3/0、4/0、5/0、6/0、8/0、10/0）	非吸收性尼龙缝线
	尼龙无损伤线
	闭合器
合成可吸收性外科缝线（0、2/0、3/0、4/0、5/0、6/0）	吻合器
	一次性穿刺器（5 mm、10 mm、12 mm）
聚酯不可吸收缝合线	一次性单孔穿刺器

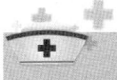

心脏外科手术间
（Cardiac Surgery Operating Room）

 01　基本设施及用物

基本设施及用物	配置数量
心脏外科手术动力系统	（标配）

凝血分析仪	（标配）
ECMO	（标配）
血气分析仪	（标配）
临时起搏器	（标配）
超声多普勒血流检测仪	（标配）
无菌制冰机	（标配）
手术头灯/放大镜	（标配）
IABP器	（标配）
内窥镜系统（可共用）	（标配）
ACT 检测仪	（标配）
食道超声设备	（标配）

 ## 04 护理耗材

骨蜡	切口保护套
结扎夹	一次性三通管
钛夹	一次性灯柄罩
子宫通水管	C型冲洗器
油纱	一次性冲洗管路
润滑液	针头（9#）
无菌标本袋（小、中、大）	

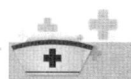

胸外科手术间
（Thoracic Surgery Operating Room）

01 基本设施及用物

基本设施及用物	配置数量
磁导航设备	（选配）
荧光内窥镜系统	（选配）
胸腔镜系统（内窥镜设备可共用）	（标配；根据手术量配备数量）

04 护理耗材

外科洗手液	快速手消毒液

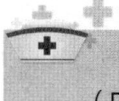

整形外科手术间
（Plastic Surgery Operating Room）

01 基本设施及用物

基本设施及用物	配置数量
吸脂机	（标配）

基本设施及用物	配置数量
电动脂肪离心机	（标配）
内窥镜系统（可共用）	（标配）
电动取皮机	（标配）
射频手术治疗系统	（标配）
脂肪移植机	（标配）
颅颌面整形手术动力系统	（标配）

 04 护理耗材

石膏绷带	克氏针（各型号）
弹力帽	线锯条
一次性中单看护垫	外科手消毒液
辊轴植皮刀片	

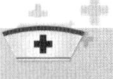

胃肠外科手术间
（Gastrointestinal Surgery Operating Room）

 01 基本设施及用物

基本设施及用物	配置数量
3D内窥镜系统（可共用）	（标配；根据手术量配备数量）

基本设施及用物	配置数量
荧光内窥镜系统	（标配；根据手术量配备数量）
电子胃肠镜系统（胃镜、肠镜、十二指肠镜）	（标配；根据手术量配备数量）

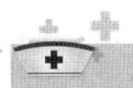

泌尿外科手术间
（Urology Operating Room）

01 基本设施及用物

基本设施及用物	配置数量
输尿管镜	（标配；根据手术量配备数量）
前列腺电切镜	（标配；根据手术量配备数量）
输尿管软镜	（标配；根据手术量配备数量）
经皮肾镜	（标配；根据手术量配备数量）
膀胱镜	（标配；根据手术量配备数量）
腹腔镜系统（可共用）	（标配；根据手术量配备数量）
钬激光/气压弹道碎石设备	（标配；根据手术量配备数量）
等离子设备	（标配；根据手术量配备数量）
内窥镜系统	（标配；根据手术量配备数量）

基本设施及用物	配置数量
灌注系统	（标配；根据手术量配备数量）
体外冲击波碎石机	（选配）
超声碎石设备（EMS）	（选配）
铥激光配套设备	（选配）
双波长激光手术系统	（选配）
C型臂X线机	1套/间（标配；根据手术量配备数量）

04 护理耗材

经皮肾穿刺套件（F8~F24）	钛夹（小号、中号、大号）
	血管夹（小号、中号、大号）
穿刺套件	可吸收血管夹
肾穿刺针	主动脉打孔器
亲水导丝	冠状动脉分流栓
双J管（F4.8、F6）	临时起搏导线
单J管（F7、F8）	冠脉尖刀
输尿管（F4、F5）	带针钢丝

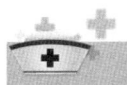

骨科手术间
（Orthopedic Operating Room）

 01　基本设施及用物

基本设施及用物	配置数量
脊柱手术床	1张/间（标配；根据手术量配备数量）
牵引床	1张/间（标配；根据手术量配备数量）
C型臂X线机	1套/间（标配；根据手术量配备数量）
X线机（G型臂、O型臂）	（选配）
骨科动力钻/锯/磨	（标配；根据手术量配备数量）
关节镜系统（内窥镜设备可共用）	（标配；根据手术量配备数量）
椎间孔镜手术系统（内窥镜设备可共用）	（标配；根据手术量配备数量）
超声骨刀	（选配）
骨科手术导航系统	（选配）
神经监护仪	（选配）
骨科手术机器人（脊柱、髋膝）	（选配）
显微镜	（选配）

04 护理耗材

伤口敷料	肝针
涤纶片	荷包线
毡片（10 cm×10 cm）	水胶体敷料
避光延长管	泡沫敷料
避光注射器	透明质酸钠
气管切开套管（7#、7.5#、8#、8.5#、9#）	弹性绷带
	棉纸
输血加温袋（进口）	

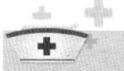

甲乳外科手术间
（Thyroid and Breast Surgery Operating Room）

 01 基本设施及用物

基本设施及用物	配置数量
手术头灯/放大镜	（标配）
神经监护仪	（标配）
旋切式活检系统	（选配）
3D内窥镜系统（可共用）	（标配）

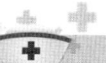

妇产科手术间
（Gynecology and Obstetrics Operating Room）

 01　基本设施及用物

基本设施及用物	配置数量
腹腔镜系统（可共用）	（标配；根据手术量配备数量）
宫腔镜系统	（标配；根据手术量配备数量）
子宫旋切器	（标配；根据手术量配备数量）
LEEP刀	（标配；根据手术量配备数量）
灌注系统	（标配；根据手术量配备数量）
宫内刨削系统	（标配；根据手术量配备数量）
新生儿辐射台	（标配；根据手术量配备数量）
新生儿体重秤	（标配；根据手术量配备数量）
胎心监护仪	（标配；根据手术量配备数量）

 04　护理耗材

一次性针头（长）	明胶海绵（吸收性）
N95口罩	头皮夹
防护眼镜	脑棉片（1.6 cm×1.2 cm、
纱布（8 cm×10 cm，	2.0 cm×3.5 cm、2.5 cm×
2块/包）	8.0 cm）

脑室引流管（6#、8#、 激光光纤
10#、12#、14#、16#）

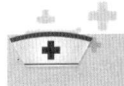

眼科手术间
（Ophthalmology Operating Room）

01 基本设施及用物

基本设施及用物	配置数量
超声乳化设备	（标配）
玻璃体切除设备	（标配）
眼科显微镜	（标配）

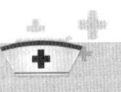

五官科手术间
（ENT Operating Room）

01 基本设施及用物

基本设施及用物	配置数量
3D内窥镜系统（可共用）	（标配；根据手术量配备数量）

基本设施及用物	配置数量
显微镜	（标配）
磨钻系统	（标配）
耳鼻喉吸引切割系统	（标配）
导航系统	（选配）
骨动力系统	（标配）
颌面关节镜系统（内窥镜系统可共用）	（选配）

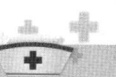

数字化手术间
（Digital Operating Room）

01　基本设施及用物

基本设施及用物	配置数量
术野悬吊显示屏	1~3个/间（标配）
嵌入式显示屏	1~3个/间（标配）
术野摄像头	1个/间（标配）
全景摄像头	1个/间（标配）
腔镜塔	1~2个/间（标配）
数字化工作站	1个/间（标配）
无线话筒	2个/间（标配）
转播系统	多个转出终端
电子白板	（选配）

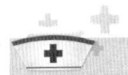

复合手术间
（Hybrid Operating Room）

 01　基本设施及用物

基本设施及用物	配置数量
数字减影血管造影（DSA）系统	1套/间（标配）
显示器吊塔及专用显示器	1套/间（标配）
悬吊防护屏	1套/间（标配）
导管床+多功能手术床	1套/间（标配）
高压注射泵	1套/间（标配）
X射线计算机体层摄影（CT）设备	1套/间（标配）
磁共振成像（MRI）设备	1套/间（标配）
核磁手术床+多功能手术床	1套/间（标配）
防磁麻醉机	1套/间（标配）
防磁监护仪	1套/间（标配）
精密空调	1套/间（标配）
铁磁探测器	1套/间（标配）

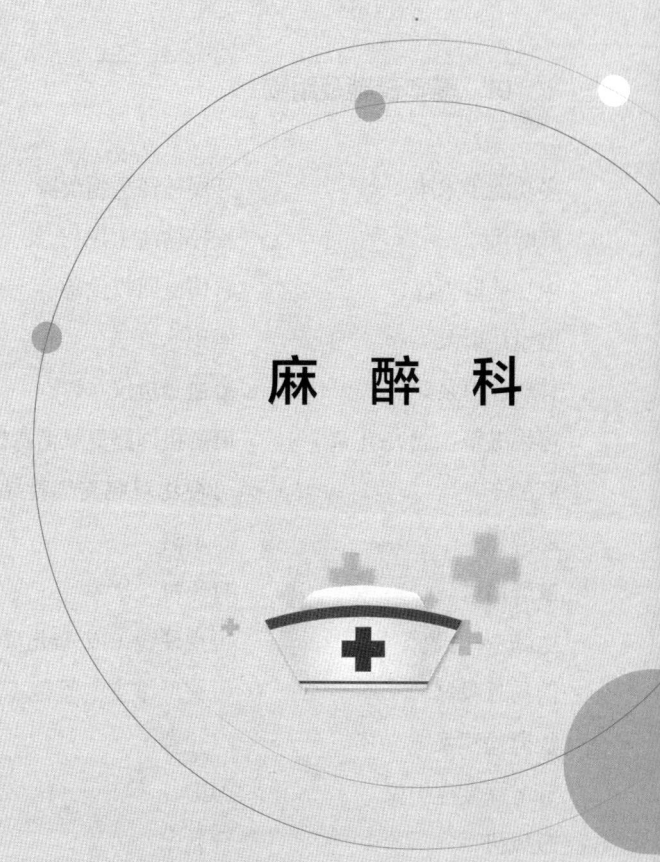

麻 醉 科

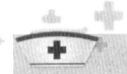# 麻醉诱导间
（Anesthesia Induction Room）

01 基本设施及用物

多功能手术床
麻醉机
多功能监护仪
微量注射泵
移动注射泵架
可视喉镜（成人/儿童）
麻醉车
麻醉凳
麻醉吊塔
电脑一体机
简易呼吸器
加温输注系统
麻醉深度监护仪
暖风机
螺纹管支架
超声机（含食道超声）
手持式血液血气分析仪
肌松监测仪
心排量监测仪

外周神经丛刺激器
靶控输注（TCI）泵
自体血回收设备
医用冰箱
凝血分析仪
麻醉机回路臭氧消毒机
可视化双腔支气管导管显示器
打印机
可视硬镜（成人/儿童）
可视纤维支气管镜（成人/儿童）
AED
急救车
困难气道车
转运呼吸机
便携式转运监护仪
转运呼吸机专用氧气瓶
氧气袋

02 护理设备

热传导治疗设备	加温水床
心电监护仪	负压吸引器
体外加温系统	血糖监测仪
血液加温系统	心电图机

 03 护理用具

输液加压袋	听诊器
体位垫	医用瞳孔笔
软枕	测量尺
约束带	清洁剪刀

 04 护理耗材

气管导管（各型号）	一次性使用麻醉穿刺包
口咽通气道（各型号）	一次性使用深静脉穿刺包
鼻咽通气道（各型号）	一次性使用消毒包
麻醉面罩（各型号）	超声探头耦合剂
无菌吸痰管（各型号）	气管插管润滑剂
螺纹管（成人/儿童）	无菌超声探头保护套
一次性使用过滤器	压力传感器
一次性使用全身麻醉包	神经阻滞套件

动脉穿刺针（各型号）　　输液延长管

一次性使用喉罩（各　　　一次性肝素帽
　型号）　　　　　　　　麻醉机回路呼吸囊

一次性使用镇痛泵（机械　药物标签纸
　泵、注药袋）　　　　　无菌纱布

电极贴片　　　　　　　　棉球

耐药三通　　　　　　　　透明敷料贴膜

 05　智能护理

移动护理系统　　　　　　智能化监控系统

移动PDA　　　　　　　　智能药柜

机器人物流系统　　　　　手麻系统工作站

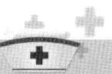

麻醉重症监护室
（Anesthesia Intensive Care Unit，AICU）

01　基本设施及用物

医用多功能电动床　　　　医用吊塔

移动医用工作站　　　　　壁柜与洁净工作台

02　护理设备

呼吸机	血气分析仪
多功能监护仪	AED
微量注射泵	心电图机
输液泵	简易呼吸器（成人/儿童/
纤维支气管镜	婴儿）
脑电监护仪	困难气道车
麻醉深度监护仪	急救车
心排量监测仪	便携式转运监护仪
排痰机	转运呼吸机
床单位终末消毒机	转运箱（成人/儿童）
超声仪	可视喉镜（成人/儿童/
暖风机	婴儿）
液体加温仪	氧气袋

03 护理用具

输液加压袋   医用瞳孔笔

体位垫   听诊器

软枕   测量尺

负压瓶   电子体温计

过床板   清洁剪刀

约束带   气囊测压仪

04 护理耗材

气管插管（各型号）   静脉通道建立用物（输液

口咽通气道（各型号）   器、留置针、贴膜、消

鼻咽通气道（各型号）   毒液、棉签）

麻醉面罩（各型号）   一次性输血器

无菌吸痰管（各型号）   一次性导尿包（含各型号

螺纹管（成人/儿童）   导尿管）

加温加湿管道   精密计尿器

一次性使用过滤器   无菌纱布（含切口纱）

牙垫（成人/儿童）   棉球

一次性气管插管包   耐药三通

深静脉穿刺套件   输液延长管

一次性吸氧管   防护用具（护目镜、面屏）

管道固定胶布	一次性口罩
清洁手套	一次性注射器（各型号）
无菌手套	采血试管
超声探头耦合剂	护理标签
无菌超声探头保护套	压力传感器
一次性帽子	

 ## 05 智能护理

移动护理系统	手麻系统工作站
移动PDA	监护数据智能采集系统
智能药柜	中央监护系统
智能化监控系统	

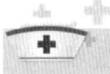

麻醉复苏室
（Post-anesthesia Care Unit，PACU）

 01　基本设施及用物

麻醉中央监护工作站	壁柜与洁净工作台
移动医用工作站	医用吊塔

 02　护理设备

呼吸机	凝血分析仪
麻醉机	困难气道车
多功能监护仪	AED
微量注射泵	急救车
超声仪	心电图机
暖风机	转运呼吸机
液体加温仪	便携式转运监护仪
简易呼吸器（成人/儿童/婴儿）	转运箱（成人/儿童）
血气分析仪	可视喉镜（成人/儿童/婴儿）
血糖仪	氧气袋

03　护理用具

输液加压袋	听诊器
体位垫	测量尺
约束带	电子体温计
负压瓶	清洁剪刀
过床板	医用瞳孔笔
气囊测压仪	

 04　护理耗材

气管导管（各型号）	毒液、棉签）
口咽通气道（各型号）	输血器
鼻咽通气道（各型号）	一次性导尿包（含各型号
麻醉面罩（各型号）	导尿管）
无菌吸痰管（各型号）	无菌纱布
螺纹管（成人/儿童）	棉球
一次性使用过滤器	耐药三通
牙垫（成人/儿童）	输液延长管
一次性气管插管包	防护用具（护目镜、
一次性吸氧管	面屏）
静脉通道建立用物（输液	管道固定胶布
器、留置针、贴膜、消	清洁手套

无菌手套　　　　　　　　　无菌超声探头保护套

超声探头耦合剂　　　　　　一次性注射器（各型号）

 05　智能护理

移动护理系统　　　　　　　手麻系统工作站

移动PDA　　　　　　　　　智能化监控系统

消毒供应中心

消毒供应中心
（Central Sterile Supply Department，CSSD）

 01　基本设施及用物

双层污物接收台	通信设备
回收专用箱	温度计
污物分类台	湿度计
器械、器皿手工清洗工作站	冰箱
	独立压缩空气供应系统
双层清洗篮筐存放架	层流净化/通风系统
医疗垃圾桶	双层带光源敷料打包台
污布回收桶	双侧三层带光源打包台
下送专用箱	带光源器械打包台
可升降打包台	敷料柜
货架	器械柜
办公桌	升降椅（带靠背）
办公电脑	疏列式存放架
打印机	无菌平板存放架
文件柜	转运车
物资存放柜	库房垫板
鞋柜	会议桌
餐桌	视教系统
洗手装置	能量吊塔

02 护理设备

清洗消毒器（单腔、多腔、大型）

清洗消毒机（口腔、软式内镜）

减压沸腾清洗机

清洗消毒器（污车、病床）

医用高温干燥柜

真空低温干燥柜

超声波清洗机

煮沸消毒器

硬镜器械清洗工作站

软式内镜清洗工作站

蒸汽清洗喷枪

蒸汽清洗工作站

洗眼器

水处理系统

高压水/气枪、带防护罩气枪

空气消毒机

手机注油机

热风吹干系统

软式内镜洁净干燥存储柜

软式内镜测漏设备

管腔器械检测仪

带光源检查放大镜

绝缘检测仪

医用封口机

医用封口、切割一体机

医用切割器

纯水电导率检测仪

压力蒸汽灭菌器

过氧化氢低温灭菌器

环氧乙烷低温灭菌器

低温甲醛蒸汽灭菌器

有害气体检测仪

高、低温生物阅读器

清洗效果蛋白培养锅

管腔器械清洗效果测试装置

电子BD测试器

酸化水装置

三磷酸腺苷（ATP）生物荧光检测仪

地巾抹布清洗消毒器

软式内镜洁净空气工作站

双门清洗消毒机（软式
　　内镜）

减压沸腾清洗消毒机

包布检查打包台

纸塑包装打包台

包外指示带切割器

化学验证装置

 03　护理用具

清洗篮筐

清洗篮筐转送车

灭菌篮筐

腔镜器械篮筐

打包篮筐（各规格）

灭菌专用架

精密器械篮筐

下收、下送收车

二层平台车

转运车

条码、二维码标签打印机

双门互锁传递窗

电动升降传递窗

 04　护理耗材

各类清洗剂（多酶清洗
　　剂、碱性清洗剂等）

器械润滑油

各类清洗工具

各类防护用具（口罩、帽
　　子、防护衣、面屏等）

水处理用盐

洗水布

高温标识牌（条形码、二
　　维码）

橡皮筋

无纺布（各规格）

纺织布（各规格）

纸塑袋（各规格）

硬质容器（各规格）

无菌纱布（各规格）

吸水材料（各规格）　　　清洗效果测试卡

镜头纸　　　　　　　　　管腔器械清洗效果测试卡

化学指示卡（各类）　　　pH试纸

化学监测包　　　　　　　含氯测试纸

极速生物综合挑战测试包　硅胶垫

设备打印纸　　　　　　　蛋白测试棒

包外化学指示胶带　　　　润滑防锈剂

化学灭菌剂　　　　　　　黄斑清洗剂

锐器套（各规格）　　　　牙科手机注油剂

乙醇　　　　　　　　　　除锈剂

化学消毒剂　　　　　　　除油剂

洗手液　　　　　　　　　除垢剂

快速手消毒液　　　　　　除胶剂

工作区域专用鞋　　　　　邻苯二甲醛消毒液

区域工作服　　　　　　　过氧乙酸消毒液

快干剂　　　　　　　　　B-D试验包

保湿剂　　　　　　　　　封口测试纸（高温、低温）

清洗效果蛋白残留测试剂　标签打印纸

清洗效果血液残留测试剂　生物指示剂

 05　智能护理

消毒供应中心信息化管理　红外线扫描枪
　系统　　　　　　　　　UDI器械智能识别系统

移动PDA　　　　　　　　器械打包自动回传系统

自动打包机器人

自主移动装卸机器人

自主移动物流机器人

自主移动仓储机器人

自动垂直仓储物流系统

智能视频监控系统

射频识别技术（RFID）器
械智能识别系统

RFID复用器械智能识别管

理系统

机器人中央调度系统

能源智控系统

数字孪生系统

清洗架智能立体架库

自动架库机器人

清洗层架智能回传系统

灭菌层架智能回传系统

肿 瘤 科

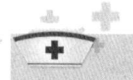

肿瘤科病房
(Oncology Ward)

 01 基本设施及用物

膀胱功能测定仪

人体成分分析仪

癌痛规范化治疗示范病房
（无痛病房）

CINV病房（无呕病房）

安宁疗护病房

铅衣、铅围脖、铅帘（介入治疗/粒子植入）

后装近距离腔内照射治疗室及其相关设施

核素治疗室及其相关设施

物理放射治疗中心相关设施及装备

放射性物质剂量监测报警仪

个人累积放射剂量监测仪

 02 护理设备

生物安全柜

化疗药物振荡器

肠内营养泵

移动式输液架

红外线皮肤测温仪

 03 护理用具

化疗药物溢出处理箱

疼痛评估尺

鼻腔冲洗器（人工式、超　　胸腔引流瓶
　声雾化式）　　　　　　外阴红外线烤灯
脑室引流瓶

04　护理耗材

避光输液器具（输液管、避　　鼻十二指肠营养管
　光袋）　　　　　　　　甘油注射器（鼻饲）
便携式化疗泵（如百特泵）　　喉筒（气管套）
胃造瘘管　　　　　　　　阴道塞纱（凡士林纱条）
空肠造瘘管　　　　　　　动脉化疗药盒（如动脉港）

05　智能护理

便携式电子控制化疗泵

精 神 科

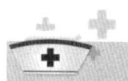

精神科病房
(Psychiatric Ward)

 01 基本设施及用物

投影仪及幕布

音响设备

温湿度计

防水胶单

照明设备

消防设备

镜子（金属面）

用餐设备（餐台、餐桌）

食物储存柜

恒温直饮水设备

乒乓球台

防滑垫

窗纱、窗帘

氧气瓶（4 L）

指甲钳

电动剃须刀

剪刀

二折或三折病床

病床（方便约束）

风险护理标识（如"三防"等）

健康教育宣传栏

钢化玻璃

花洒（防悬挂）

监护室

隔离室

（其余同普通成人病房）

 02 护理设备

低频脉冲治疗仪

经颅磁刺激治疗仪

环甲膜穿刺套件（气管内通气装置及附件）

环境清洁消毒监测设备	心电监护仪
脉搏血氧饱和度监测仪	AED
血糖仪	吸痰机
气压治疗仪	心电图机

 ## 03　护理用具

磁控约束带	降温冰袋
磁控约束带加长带	缝合包
磁扣	开口器
短约束带（含锁头）	喉镜
长约束带	口咽管
新型肩带	体重秤
膝带	呼吸囊
约束衣	防走失绳
约束手套	防舌咬伤保护装置
牙垫	对讲机
派药背心	热水袋
医用三角枕	

 ## 04　护理耗材

腕带	一次性弯盘
理疗电极贴片	一次性采血管
透明敷料	一次性尿杯

一次性痰杯	一次性吸引管
一次性面罩式雾化器	一次性吸引袋
输液瓶口贴	一次性灌肠袋
消毒剂浓度试纸	心电电极贴片
一次性头皮针（各型号）	心电图纸
一次性注射器（各型号）	一次性使用鼻氧管
静脉留置针（各型号）	一次性棉签
一次性导尿包	无菌纱块
一体式吸氧管	手套（各类）

 05　智能护理

电子巡更设备	互联网+护理服务系统
腕带打印机	患者随访系统
手持式金属探测仪	智能床头卡
移动PDA	实时监控设备
移动iPad	一体化呼救设备
护理管理系统	不良事件上报系统
护士站智慧屏	

感　染　科

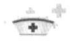

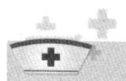

感染科病房
（Infectious Disease Ward）

 01　基本设施及用物

三摇三折病床	诊疗床
三折床垫	观片灯
钢塑床头柜	病历车
床旁椅	轮椅
传染病隔离标识	医疗锐器盒
擦手装置	转运车（含氧气架）
厕所紧急呼叫器	多媒体教学设备
病房/厕所扶手	移动输液架
中心供氧（空气）及负压 　　吸引装置	小便壶
	便盆
病房呼叫系统	便器清洗机
吊环输液导轨	坐便椅
感应水龙头	医用冰箱
污物车	移动式紫外线车
床上用物（床单、棉被、 　　被套、床褥、枕芯、枕 　　套、空调被等）	紫外线灯
	过氧化氢消毒机
	等离子体空气净化消毒机
患者衣裤	氧气筒/氧气筒推车

便携式氧气筒（配车+
　扳手）

床单位消毒机

急救车

生物安全转运箱（配标
　本罐）

病毒采样管（鼻、咽）

抗乙醇条码纸

急救箱

床边超声仪

便携式彩色多普勒超声系统

工作手机

对讲机

感应式手消毒机

正压头套

地板胶（红、黄、蓝）

翻译机

穿衣镜

喷壶

量杯

头发魔术贴

发套网

洗手液

行李消毒机

患者用生活物资（拖鞋、洗
　漱用品、泡面、饼干等）

75%乙醇

安尔碘消毒液

急救转运呼吸机

高流量呼吸湿化治疗仪

无创呼吸机

医用冷藏冷冻箱

 02　护理设备

抗血栓气动加压泵

物理排痰装置

心电监护仪

中心监护系统

转运监护仪

微量注射泵

微量输液泵

营养输注泵

血氧饱和度监测仪

AED

电动吸引器

喉镜

可视喉镜	CPR仪
心电图机	雾化机
一次性使用纤维支气管镜	血糖监测仪

 03　护理用具

治疗盘	呼吸球囊
干洗洁肤液	口咽/鼻咽通气导管
床上洗头用具	呼吸面罩
防压疮床垫（气垫床/静态床垫）	麻醉面罩
	氧气袋
助行器	过床板
手杖	气管插管
压舌板	气管切开包
开口器	腹腔穿刺包
手电筒	骨髓穿刺包
舌钳	腰椎穿刺包
叩诊锤	胸腔穿刺包
听诊器	缝合包
测量尺	治疗车
电子血压计	移动护理车
体温计	换药车
电子秤	发药车
体重秤	翻身枕
CPR仪	负压吸痰机

04　护理耗材

过氧化氢消毒湿巾

医用防护服

医用防护口罩

一次性医用外科口罩

一次性帽子

一次性鞋套

一次性靴套

防护面屏

护目镜

一次性隔离衣

一次性外科手套（无菌、普通、乳胶、橡胶、丁腈等）

消毒片

消毒粉

洗手液

含氯消毒液浓度试纸

一次性安全型采血针

持针器（采血安全帽）

一次性安全型留置针（14 G、20 G、22 G等）

医用一次性消毒床罩

一次性中心静脉导管（腹腔管、胸腔管）

止血带

植入式输液港穿刺针

一次性注射器（各型号）

一次性注射针头（各型号）

一次性中单/平车床罩

一次性治疗碗

一次性弯盘

一次性正压接头

一次性油纱

一次性营养袋

一次性引流调节器

一次性引流管

一次性胰岛素注射笔用针头

一次性延长管

一次性血气针

一次性胸带

一次性吸氧装置

一次性吸痰连接管

一次性吸痰管（各型号）

一次性雾化吸入器/气管插管专用雾化器/气管切开专用雾化器

一次性胃管（硅胶、PVC）

一次性鼻肠管

一次性透明贴

一次性头皮针（各型号）

一次性输液贴

一次性输液器（普通、精密、避光）

一次性输血器

一次性输液接头

一次性纱块（大、中、小）

一次性三通管

一次性膀胱冲洗器

一次性尿管（乳胶、硅胶、三腔）

一次性棉球

一次性棉垫

一次性口腔护理包

一次性胶布

一次性换药包

一次性灌肠袋

一次性肛窥器

一次性肛管

一次性肝素帽

一次性腹带

一次性负压引流瓶/袋

一次性负压吸引外胆/内胆

一次性导尿包

一次性绷带（普通、弹力）

一次性PICC穿刺包

一次性血糖试纸

一次性心电电极贴片

一次性吸痰装置（外胆、内胆）

一次性棉签（大头、小头）

手消毒液

快速手消毒液/消毒液挂架

酒精灯

鼻饲器

擦手纸

一次性导管固定装置

一次性备皮刀

一次性静脉导管维护包

一次性气管插管导丝

一次性引流袋

一次性抗反流尿袋

弹力绷带

鼻塞导管（高流量呼吸湿　　化治疗仪配套）

05　智能护理

移动护理系统

一体化便携式体征采集仪

智能手环

移动查房车

输液配药机器人

输液智能监控系统

移动PDA

雷达生命探测仪

室内机–智能交互服务终端

智能配送机器人

无人驾驶区间车

消毒机器人

视频监控系统

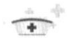

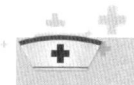

传染科病房
（Contagious Disease Ward）

　　传染科病房的装备清单需要充分考虑传染病的传播途径和防护要求，确保医护人员的安全，满足患者的治疗和护理需求。以下是一个较为全面的清单，涵盖防护装备、基础护理设备、治疗设备、监测设备、消毒设备和急救设备等。

 01　防护装备

1. 个人防护用品

①一次性防护服：用于防止体液和病原体的污染。②N95口罩或医用外科口罩：用于防止飞沫传播。③护目镜或防护面屏：防止飞沫和液体溅入眼睛。④一次性手套：乳胶或非乳胶手套，用于接触患者和污染物时的防护。⑤一次性鞋套：防止地面污染物的传播。⑥一次性医用帽：防止头发污染。⑦隔离衣：用于接触高度传染性患者时的额外防护。

2. 防护用品存放和处理设备

①防护用品存放柜：用于存放防护用品，保持其清洁和干燥。②医疗废物桶：带有盖子的专用医疗废物桶，用于处理

使用过的防护用品和污染物。③医疗锐器盒：

用于安全处理使用过的针头和其他锐器。

 ## 02 基础护理设备

1. 病床及床单位

①隔离病床：配备可调节高度和角度的病床，方便患者休息和护理操作。②床垫和被褥：使用一次性或可消毒的床垫和被褥，防止交叉感染。③床头柜：用于放置患者物品和护理用品。④床旁呼叫系统：方便患者随时呼叫医护人员。

2. 基础护理工具

①体温计：电子体温计或医用红外线额温计，用于测量患者体温。②血压计：水银血压计或电子血压计，用于测量血压。③听诊器：

用于听诊患者心肺等部位。④一次性注射器和输液器：用于给药和输液操作。⑤护理盘和治疗车：用于放置护理用品和药品，方便护理操作。⑥便盆和尿壶：用于患者排泄，使用后需严格消毒。

3. 患者护理用品

①洗漱用品：牙刷、牙膏、毛巾等，用于患者日常清洁。②床上用品：床单、被罩、枕套等，需定期更换和消毒。③患者服装：隔离病服，使用后需消毒处理。

03 治疗设备

1. 输液和注射设备

①输液泵和注射泵：用于精确控制输液和注射速度，确保药物剂量准确。②输液架：用于悬挂输液袋或输液瓶。③一次性输液器和注射器：用于给药和输液操作。

2. 特殊治疗设备

①雾化吸入器：用于呼吸道疾病的雾化治疗。②吸痰器：用于清除呼吸道分泌物，保持呼吸道通畅。③氧气治疗设备：如氧气瓶、氧气面罩、鼻导管等，用于低氧血症患者的氧疗。④心电监护仪：用于监测患者的心电图、血压、心率等生命体征。⑤除颤仪：用于心律失常患者的紧急除颤。⑥呼吸机：用于严重呼吸衰竭患者的呼吸支持。

3. 实验室检查设备

①采血设备：一次性采血针、采血试管等，用于采集血液样本。②便携式血气分析仪：用于快速测定血液中的酸碱度、氧分压、二氧化碳分压等指标。③快速检测设备：如快速抗原检测设备、快速核酸检测设备，用于快速诊断传染病。

04　监测设备

1. 生命体征监测设备

①体温计：电子体温计或医用红外线额温计，用于测量患者体温。②血压计：水银血压计或电子血压计，用于测量血压。③脉搏血氧仪：用于监测患者的血氧饱和度。④心电监护仪：用于监测心电图、血压、心率、血氧饱和度等生命体征。

2. 病情监测设备

①血糖仪：用于监测患者的血糖水平。②血气分析仪：用于测定血液中的酸碱度、氧分压、二氧化碳分压等指标。③尿液分析仪：用于检测尿液中的各种成分，评估肾脏功能。④便携式超声设备：用于床旁超声检查，评估患者的脏器情况。

 05　消毒设备

1. 空气消毒设备

①紫外线灯：用于病房空气消毒，定期照射以杀灭空气中的病原体。②空气消毒机：采用高效过滤、紫外线、臭氧等多种技术，持续净化病房空气。

2. 表面消毒设备

①消毒喷雾器：用于喷洒消毒剂，对病房内的物体表面进行消毒。②消毒擦拭巾：用于擦拭消毒病床、床头柜、门把

手等物体表面。③消毒液配制设备：如消毒液配制桶、量杯等，用于配制消毒液。

3. 医疗器械消毒设备

①高压蒸汽灭菌器：用于对可重复使用的医疗器械进行灭菌处理。②低温等离子灭菌器：用于对不耐高温的医疗器械进行灭菌。③消毒浸泡桶：用于浸泡消毒医疗器械和物品。

 ## 06 急救设备

1. 急救箱

①急救药品：如肾上腺素、阿托品、利多卡因等，用于急救时的药物治疗。②急救器械：如止血钳、镊子、剪刀等，用于急救操作。③急救敷料：如纱布、绷带、创可贴等，用于伤口处理。

2. 急救设备

①除颤仪：用于心律失常患者的紧急除颤。②简易呼吸器：用于呼吸骤停患者的紧急通气支持。③氧气瓶和氧气面罩：用于低氧血症患者的氧疗。④心电监护仪：用于监测患者的心电图、血压、心率等生命体征。⑤抢救车：用于存放急救药品和器械，方便急救操作。

07　其他设备

1.　记录和存储设备

①病历夹和病历柜：用于存放患者的病历和医疗记录。②药品柜：用于存放药品和医疗用品。③冰箱：用于储存需要冷藏的药品和生物制品。

2.　通信设备

①对讲机或呼叫系统：用于医护人员之间的通信和患者呼叫。②电话：用于病房与外界的联系。

3.　教育和宣传设备

①宣传资料：如传染病防治知识宣传册、海报等，用于患者和家属的教育。②视频播放设备：用于播放传染病防治知识的视频资料。

传染科建筑设计需要严格遵循国家相关规范和标准，确保建筑布局合理、功能分区明确、洁污分流清晰，并满足传染病防控的特殊要求，为患者和医护人员提供安全、高效的医疗环境。以下是基于现行规范和标准的传染科建筑设计要点。

01　总则

1.　适用范围

本规范适用于新建、改建和扩建的传染病医院和综合医院的传染病区的建筑设计。

2. 设计原则

①遵循控制传染源、切断传播途径、保护易感人群的基本原则。②满足传染病医院的医疗流程，做到功能完善、布局合理、安全高效、经济适用、智慧人文。

 02 功能分区

1. 三区划分

①清洁区：不易受到患者血液、体液和病原微生物等物质污染及传染病患者不应进入的区域，如医护人员办公区、库房等。②潜在污染区：有可能受到污染的区域，如护士站、治疗室、处置室等。③污染区：直接接触患者或被患者污染的区域，如病房、检查室、检验室等。

2. 通道设置

①医护人员通道与患者通道应分开设置，避免交叉感染。②污物通道应独立设置，确保洁污分流。

 03 病房设计

1. 病房布局

①病房应采用单床小隔间布置方式，非呼吸道传染病的重症监护病区可按多床大间和单床小隔间组合布置。②每间病房应设独立卫生间，卫生间内应设输液吊钩。

2. 负压病房

①负压病房应自成一区，设置患者独立出入口。②负压病房的通风、空调设备应采用自动控制方式，并应监视污染区及潜在污染区的压差。

3. 重症监护病区

①应在重症监护病区出入口处设置卫生通过区。②用房应包括缓冲室、重症监护病区、护士站、处置室、治疗室、仪器间、药品间、值班室、更衣室、卫生间、污洗间、家属等候室等。

 04 门诊部设计

1. 筛查区

筛查区应设置在门诊部靠近入口处，也可与急诊部合并设立。

2. 功能分区

门诊部应合理划分挂号、候诊、诊室、检查室、治疗室、药房等功能区域，确保患者流线清晰，避免交叉感染。

 05 医技科室设计

1. 检验科

①检验科应自成一区，并应与门诊及住院部联系方便。②涉及病原微生物实验室应按国家标准《生物安全实验室建筑技术规范》（GB 50346—2011）的有关

规定执行。

2. 病理科

①病理科宜自成一区，与手术部联系方便，并宜设置运送病理检验废弃物的对外安全通道。

②涉及病原微生物实验室应按国家标准《生物安全实验室建筑技术规范》（GB 50346—2011）的有关规定执行。

 06 保障系统设计

1. 洗衣房

①污染的衣服、被单应由专门容器或专用包裹收集，在清洗加工前应先行消毒灭菌。②污染区与清洁区应分开设置，防止交叉污染。

2. 污水处理

①污水处理站应独立设置，确保污水经过严格处理达标后排放。②空调冷凝水应集中收集，并应排入污水处理站集中处理。

 07 智能化系统

1. 建筑设备监控系统

①宜采用建筑设备监控系统对医院的建筑设备（除消防设备外）进行监视、控制和维护。②对于负压病房的通风、空调设备，应采用自动控制方式，并应监视污染区及潜在污染区的压差。

2. 信息管理系统

信息管理宜采用全数字、

网络架构的系统，包括远程会诊系统、物联网系统等，以提高医疗效率和管理水平。

 08　其他要求

1.　无障碍设计

无障碍专用卫生间和公共卫生间的无障碍设施与设计要求，应符合国家标准《建筑与市政工程无障碍通用规范》（GB 55019—2021）的有关规定。

2.　绿化规划

应有完整的绿化规划，以改善医院环境，减少交叉感染的风险。

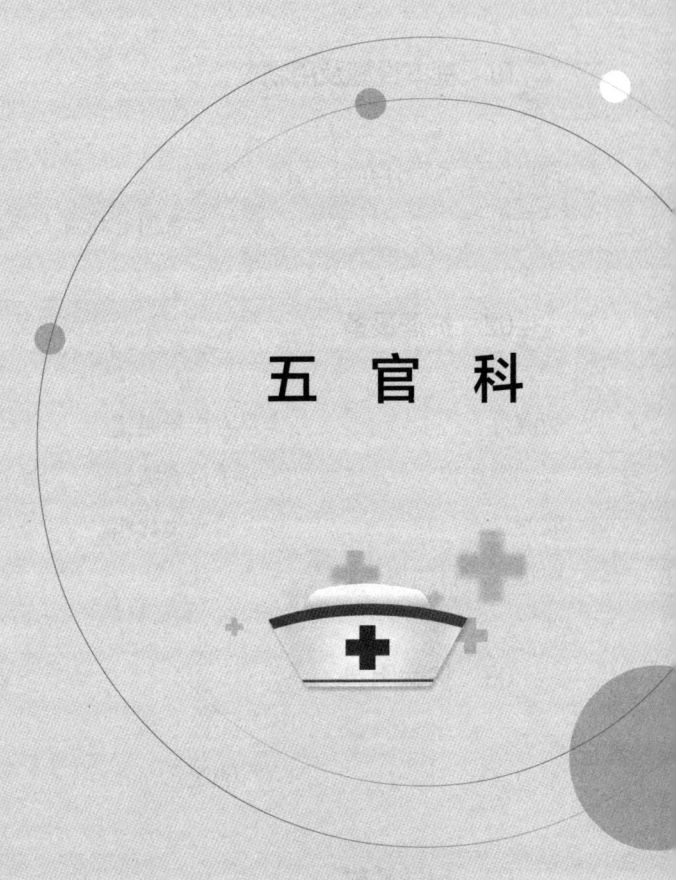

五 官 科

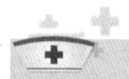

眼科病房
（Ophthalmology Ward）

 01 基本设施及用物

视网膜手术后体位床、有　U型枕
孔床套　　　　　　　　　　（其余同普通成人病房）

 02 护理设备

裂隙灯　　　　　　　　　直接检眼镜

气动眼压仪　　　　　　　手持裂隙灯

验光仪　　　　　　　　　验光镜片箱

眼镜式双目间接检眼镜

 03 护理用具

视力表　　　　　　　　　滴眼车

 04 护理耗材

一次性遮眼勺　　　　　　聚维酮碘消毒液

Ⅱ型皮肤消毒剂　　　　　荧光条

一次性受水器

05　智能护理

移动护理系统

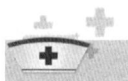

耳鼻喉科病房
（Otorhinolaryngology Ward）

01　基本设施及用物

急救车及急救药物、用物　　不锈钢手术操作台（门诊）

手术床（门诊）

手术无影灯（门诊）　　　　（其余同普通成人病房）

02　护理设备

耳鼻喉综合诊疗仪	频闪喉镜电声门图及言语
可见光激光器	分析软件（门诊）
微波机	内镜清洗工作站
低压脉冲发生仪	内窥镜柜
心电图机	睡眠监测系统
加温营养泵	睡眠呼吸记录仪
教学模型	仪器车
五官椅	仪器柜
电子纤维鼻咽喉镜	超声电导仪
鼻窦镜	频谱仪
耳内镜	高流量氧流仪（病房）
内镜信息系统	加温营养泵（病房）

咽鼓管吹张仪　　　　　创新专科设备

低温冰箱（–80 ℃）

03　护理用具

音叉　　　　　　　　　异物钳（耳、鼻、咽喉）

电耳镜　　　　　　　　剪刀（扁桃体剪、中线剪、

鼻窥　　　　　　　　　　　大直剪、眼科小剪）

耳窥　　　　　　　　　气管切开包

欧氏管　　　　　　　　气管切开应急箱

上颌窦穿刺针　　　　　鼻出血止血包

外耳道冲洗针头　　　　鼻出血急救箱

额镜　　　　　　　　　扁桃体出血止血包

电头灯　　　　　　　　扁桃体出血急救箱

鼓气耳镜　　　　　　　气管插管应急箱

耵聍钩　　　　　　　　小手术包

受水器（外耳道冲洗用）　清创缝合包

液氮罐（门诊）　　　　风险并发症评估单（各

探针　　　　　　　　　　专科）

小保温瓶（冷冻用）　　创新专科护理用具

04　护理耗材

气管套管（各种材质、　人工鼻（病房）

　型号）　　　　　　　造口敷料

术耳保护耳罩

弹力网套

耳科棉枝

金属气管套管（各型号）

硅胶套管（各型号）

塑料套管（各型号）

弹力头套（各型号）

鼻腔、术耳腔填塞材料
（如止血膨胀海绵）

T管（大号、中号、小号）

后鼻孔塞

纱球

加压腹带（病房）

雾化器（喉、鼻）

下鼻甲注射器

耳镜套

鼻腔冲洗器

明胶海绵（吸收性）

导尿管（后鼻孔填塞用）

鼻部冰敷垫

创新专科耗材

开口纱（4 cm×6 cm）

嗅剂

（其余同普通成人病房）

05　智能护理

健康教育视频二维码

科室公众号

护患沟通群

教育平台

不良事件上报系统

护理信息系统

多功能VR

投影仪

电脑

门禁系统

摄像机

健康教育软件

电子叫号系统（门诊）

互联互通系统（多院区会
议用）

打印、复印、传真一体机

护理机器人

电子一览表系统

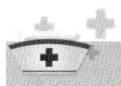

口腔科病房
（Dental Ward）

 01　基本设施及用物

口腔综合治疗台　　　　　空气消毒机

四手操作治疗车　　　　　（颌面外科病房同普通成

负压吸引系统　　　　　　　人病房）

 02　护理设备

光固化灯　　　　　　　　手术器械车

印模调拌机　　　　　　　超声治疗仪

石膏振荡机　　　　　　　模型修整机

全自动硅橡胶混配机　　　吸尘打磨机

恒温箱　　　　　　　　　根尖定位仪

口腔扫描仪　　　　　　　机用镍钛治疗锉套装

口腔椅旁计算机辅助设计　高度浓缩生长因子（CGF）

　及制作机（CAD/CAM）　　离心机

喷砂机　　　　　　　　　铒激光治疗仪

种植手机清洗注油一体　　无痛注射仪

　化机　　　　　　　　　医用放大镜

03　护理用具

头颈部固定用具

口腔吸引管（强吸、弱
　吸）

橡皮障夹

打孔器

橡皮障夹钳

橡皮障支架

护目镜

口腔三用气枪

成型片/环/夹

车针盒

金属调拌刀

塑料调拌刀

玻璃板

咬合垫

根管盒

超声手柄

超声洁牙机工作尖

抛光杯

计时器

牙科打火枪

遮光碟

印模托盘

量水杯

量勺

调拌杯

硅橡胶混合输送枪

口腔拉钩

反光板

04　护理耗材

弹力头套

一次性口腔检查盘

一次性使用吸引连接管

一次性冲洗器

一次性输液冷却管

漱口杯

橡皮障布

玻璃离子

咬合纸

调拌纸

牙线

楔线

洁牙抛光膏

牙齿脱敏剂

3%过氧化氢溶液

碘甘油

藻酸盐敷料

硅橡胶印模材料

红白打样膏

充填树脂

自凝树脂

各类黏接材料

义龈制作材料

蜡片

一次性口腔外科吸管

一次性塑料保护套

表面麻醉喷雾剂

物表消毒湿巾

牙椅头套

物表消毒喷洒液

 05　智能护理

移动PDA

中医护理专科

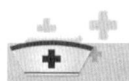

中医科病房
(Chinese Medicine Ward)

 01 基本设施及用物

病床	储物柜
床头柜	医疗垃圾桶
治疗车	控烟系统
诊察床	

 02 护理设备

中医四诊仪	推拿按摩床
脉象仪	电疗仪
舌诊仪	微波治疗仪
医用红外线额温计	激光穴位治疗仪
血压计	拔罐设备
脉搏血氧饱和度监测仪	智能通络治疗仪
艾灸仪	智能护理床
中药熏蒸仪	智能康复设备
红外线治疗仪	中频干扰电治疗仪
中药雾化吸入器	深层肌肉治疗仪
电针治疗仪	紫外线消毒灯
中药煎药机	

03 护理用具

脉枕	中药熏洗器具
针法器具	耳穴器具
刮痧器具	蜡疗器具
罐疗器具	中药灌肠器具
艾灸器具	中药涂擦器具
中药热熨敷器具	

 ## 04 护理耗材

针灸针	一次性棉签
针灸针盒	医用纱布
艾条	棉球
艾灸盒	透明敷料
灸架	胶带
拔罐器	弹性绷带
一次性拔罐器	耳穴贴
刮痧板	中药热敷包
刮痧油/刮痧乳	中药离子导入垫
中药饮片	消毒与防护耗材
中药煎药包	一次性口罩
中药敷贴	一次性手套
中药熏蒸包	

05　智能护理

智能中医护理云平台　　　　智能中医健康管理平台

智能病房系统　　　　　　　智能中医辅助设备

智能中医护理辅诊系统　　　智能中医护理管理系统

康复护理专科

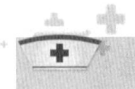

康复医学科病房
（Rehabilitation Medicine Ward）

　　康复医学科病房的装备清单需要综合考虑患者的康复需求、治疗手段及护理操作的便利性。以下是一个较为全面的康复医学科病房装备清单，涵盖基础护理设备、康复治疗设备、监测设备、辅助设备和急救设备等。

 01　基础护理设备

1. 病床及床单位

①康复病床：配备可调节高度和角度的病床，方便患者进行康复训练和护理操作。②防压疮床垫：减少皮肤的压迫，促进血液循环，防止压疮的发生。③床头柜：用于放置患者物品和护理用品。④床旁呼叫系统：方便患者随时呼叫医护人员。

2. 基础护理工具

①体温计：电子体温计或医用红外线额温计，用于测量患者体温。②血压计：水银血压计或电子血压计，用于测量血压。③听诊器：用于听诊患者心肺等部位。④一次性注射器和输液器：用于给药和输液操作。⑤护理盘和治疗车：用于放置护理用

品和药品，方便护理操作。⑥便盆和尿壶：用于患者排泄，使用后需严格消毒。

膏、毛巾等，用于患者日常清洁。②床上用品：床单、被罩、枕套等，需定期更换和消毒。③患者服装：康复病服，使用后需消毒处理。

3. 患者护理用品

①洗漱用品：牙刷、牙

 02 康复治疗设备

1. 物理治疗设备

①电刺激治疗仪：用于增强肌肉力量，改善神经功能。②超声波治疗仪：用于减轻疼痛、促进组织修复。③低频脉冲电治疗仪：用于缓解肌肉痉挛和疼痛。④磁疗仪：用于改善血液循环，减轻疼痛。

2. 运动治疗设备

①康复训练床：配备多种康复训练装置，如上肢训练器、下肢训练器等。②平衡训练仪：用于提高患者的平衡能

力。③步行训练器：帮助患者进行步行训练，恢复行走能力。④哑铃、弹力带：用于增强肌肉力量和关节活动度。

3. 作业治疗设备

①手功能训练器：用于恢复手部精细动作。②认知训练设备：如电脑辅助认知训练系统，用于改善认知功能。③日常生活活动训练设备：如穿衣训练器、进食训练器等，帮助患者恢复日常生活能力。

03　监测设备

1. 生命体征监测设备

①体温计：电子体温计或医用红外线额温计，用于测量患者体温。②血压计：水银血压计或电子血压计，用于测量血压。③脉搏血氧仪：用于监测患者的血氧饱和度。④心电监护仪：用于监测心电图、血压、心率、血氧饱和度等生命体征。

2. 康复评估设备

①步态分析系统：用于评估患者的步行能力。②肌力测试仪：用于评估患者的肌肉力量。③关节活动度测量仪：用于测量关节的活动范围。

 04　辅助设备

1. 辅助移动设备

①轮椅：用于患者在病房和康复治疗区域的移动。②助行器：帮助患者进行行走训练。③拐杖：用于辅助患者行走。

2. 辅助沟通设备

①语音辅助设备：用于帮助语言障碍患者进行沟通。②书写辅助设备：用于帮助书写障碍患者进行书写训练。

3. 辅助进食设备

①进食辅助器具：如特制的勺子、叉子等，帮助患者进食。②饮水辅助器具：如带吸管的杯子、饮水壶等。

05　急救设备

1. 急救箱

①急救药品：如肾上腺素、阿托品、利多卡因等，用于急救时的药物治疗。②急救器械：如止血钳、镊子、剪刀等，用于急救操作。③急救敷料：如纱布、绷带、创可贴等，用于伤口处理。

2. 急救设备

①除颤仪：用于心律失常患者的紧急除颤。②简易呼吸器：用于呼吸骤停患者的紧急通气支持。③氧气瓶和氧气面罩：用于低氧血症患者的氧疗。④心电监护仪：用于监测患者的心电图、血压、心率等生命体征。⑤抢救车：用于存放急救药品和器械，方便急救操作。

 06　环境支持设备

1. 空气净化设备

空气净化器：用于改善病房空气质量，减少感染风险。

2. 温湿度调节设备

①空调：用于调节病房温度和湿度，提供舒适的康复环境。②加湿器：用于增加病房湿度，防止空气干燥。以上清单可以根据康复医学科病房的具体需求和患者的病情进行调整和补充。在实际工作中，还需要

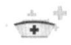

根据康复治疗的进展和患者的具体情况，灵活配置和使用设备，以确保患者的康复效果和护理质量。

 07 其他设备

1. 记录和存储设备

①病历夹和病历柜：用于存放患者的病历和医疗记录。②药品柜：用于存放药品和医疗用品。③冰箱：用于储存需要冷藏的药品和生物制品。

2. 通信设备

①对讲机或呼叫系统：用于医护人员之间的通信和患者呼叫。②电话：用于病房与外界的联系。

3. 教育和宣传设备

①宣传资料：如康复知识宣传册、海报等，用于患者和家属的教育。②视频播放设备：用于播放康复知识的视频资料。

综合康复病房和老年康复病房的装备清单需要综合考虑患者的康复需求、治疗手段以及护理操作的便利性，同时要特别关注老年患者的身体特点和特殊需求。以下是一个较为全面的装备清单，涵盖基础护理设备、康复治疗设备、监测设备、辅助设备和急救设备等。

01 基础护理设备

1. 病床及床单位

①康复病床：配备可调节高度和角度的病床，方便患者进行康复训练和护理操作。②防压疮床垫：减少皮肤的压迫，促进血液循环，防止压疮的发生。③床头柜：用于放置患者物品和护理用品。④床旁呼叫系统：方便患者随时呼叫医护人员。

2. 基础护理工具

①体温计：电子体温计或医用红外线额温计，用于测量患者体温。②血压计：水银血压计或电子血压计，用于测量血压。③听诊器：用于听诊患者心肺等部位。④一次性注射器和输液器：用于给药和输液操作。⑤护理盘和治疗车：用于放置护理用品和药品，方便护理操作。⑥便盆和尿壶：用于患者排泄，使用后需严格消毒。

3. 患者护理用品

①洗漱用品：牙刷、牙膏、毛巾等，用于患者日常清洁。②床上用品：床单、被罩、枕套等，需定期更换和消毒。③患者服装：康复病服，使用后需消毒处理。

 02 康复治疗设备

1. 物理治疗设备

①电刺激治疗仪：用于增强肌肉力量，改善神经功能。②超声波治疗

仪：用于减轻疼痛、促进组织修复。③低频脉冲电治疗仪：用于缓解肌肉痉挛和疼痛。④磁疗仪：用于改善血液循环，减轻疼痛。

2. 运动治疗设备

①康复训练床：配备多种康复训练装置，如上肢训练器、下肢训练器等。②平衡训练仪：用于提高患者的平衡能力。③步行训练器：帮助患者进行步行训练，恢复行走能力。④哑铃、弹力带：用于增强肌肉力量和关节活动度。

3. 作业治疗设备

①手功能训练器：用于恢复手部精细动作。②认知训练设备：如电脑辅助认知训练系统，用于改善认知功能。③日常生活活动训练设备：如穿衣训练器、进食训练器等，帮助患者恢复日常生活能力。

 03 监测设备

1. 生命体征监测设备

①体温计：电子体温计或医用红外线额温计，用于测量患者体温。②血压计：水银血压计或电子血压计，用于测量血压。③脉搏血氧仪：用于监测患者的血氧饱和度。④心电监护仪：用于监测心电图、血压、心率、血氧饱和度等生命体征。

2. 康复评估设备

①步态分析系统：用于评估患者的步行能力。②肌力测试仪：用于评估

患者的肌肉力量。③关节活动度测量仪：用于

测量关节的活动范围。

04 辅助设备

1. 辅助移动设备

①轮椅：用于患者在病房和康复治疗区域的移动。②助行器：帮助患者进行行走训练。③拐杖：用于辅助患者行走。

2. 辅助沟通设备

①语音辅助设备：用于帮助语言障碍患者进行沟通。②书写辅助设备：用于帮助书写障碍患者进行书写训练。

3. 辅助进食设备

①进食辅助器具：如特

制的勺子、叉子等，帮助患者进食。②饮水辅助器具：如带吸管的杯子、饮水壶等。

4. 辅助洗浴设备

①洗浴椅：方便患者坐姿洗浴，减少滑倒风险。②防滑垫：用于浴室地面，防止滑倒。

5. 辅助如厕设备

①坐便椅：方便行动不便的患者如厕。②扶手：安装在卫生间和床边，方便患者起身和站立。

05 急救设备

1. 急救箱

①急救药品：如肾上腺素、阿托品、利多卡因等，用

于急救时的药物治疗。②急救器械：如止血钳、镊子、剪刀等，用于急救

操作。③急救敷料：如纱布、绷带、创可贴等，用于伤口处理。

2. 急救设备

①除颤仪：用于心律失常患者的紧急除颤。②简易呼吸器：用于呼吸骤停患者的紧急通气

支持。③氧气瓶和氧气面罩：用于低氧血症患者的氧疗。④心电监护仪：用于监测患者的心电图、血压、心率等生命体征。⑤抢救车：用于存放急救药品和器械，方便急救操作。

 06 环境支持设备

1. 空气净化设备

空气净化器：用于改善病房空气质量，减少感染风险。

2. 温湿度调节设备

①空调：用于调节病房温

度和湿度，提供舒适的康复环境。②加湿器：用于增加病房湿度，防止空气干燥。

07 老年康复病房特色设备（老年患者专用设备）

1. 坐便椅

方便行动不便的患者如厕。

2. 扶手

安装在卫生间、床边和走

廊，方便患者起身和站立。

3. 防滑垫

用于浴室地面，防止滑倒。

4. 轮椅

用于患者在病房和康复治疗区域的移动。

5. 助行器

帮助患者进行行走训练。

6. 拐杖

用于辅助患者行走。

7. 床边护栏

防止患者夜间翻身时坠床。

8. 呼叫铃

方便患者随时呼叫医护人员，特别是夜间或遇紧急情况时。

9. 大号标识牌

方便视力不佳的老年患者识别。

10. 放大镜

方便老年患者阅读小字。

11. 助听器

用于听力障碍的老年患者。

12. 防跌倒设备

如防滑鞋、防滑袜等，减少跌倒风险。

13. 营养辅助设备

如营养泵，用于营养支持。

14. 心理支持设备

如音乐播放器、舒缓音乐光盘等，用于缓解焦虑和抑郁情绪。

 08 其他设备

1. 记录和存储设备

①病历夹和病历柜：用于存放患者的病历和医疗记录。②药品柜：用于存放药品和医疗用品。③冰箱：用于储存需要冷藏的药品和生物制品。

2. 通信设备

①对讲机或呼叫系统：用于医护人员之间的通信和患者呼叫。②电话：用于病房与外界的联系。

3. 教育和宣传设备

①宣传资料：如康复知识宣传册、海报等，用于患者和家属的教育。

②视频播放设备：用于播放康复知识等视频资料。

　　以上清单可以根据综合康复病房和老年康复病房的具体需求和患者的病情进行调整和补充。在实际工作中，还需要根据康复治疗的进展和患者的具体情况，灵活配置和使用设备，以确保患者的康复效果和护理质量。

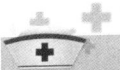

急症后康复病房
（Post-acute Rehabilitation Ward）

 01 基本设施及用物

多功能可站立电动病床	储物柜
床头柜	治疗车
中心负压吸引系统	床单位消毒机
中心吸氧系统	

 02 护理设备

AED	电动吸引器
急救车	紫外线消毒灯
心电监护仪	轮椅体重秤
输液泵	床边B超机
注射泵	咳痰机
营养泵	排痰机
简易呼吸球囊	气压治疗仪
框式助行器	高流量呼吸湿化治疗仪
腋杖	气囊测压仪
轮椅	血氧饱和度监测仪
转移平车	血糖监测仪

03 护理用具

氧气袋	叩诊锤
血压计	膀胱测压标尺
约束带	CVP测量标尺
听诊器	

 04 护理耗材

泡沫敷料	高流量湿化仪管路
营养泵管	一次性吸氧水
湿热交换过滤器（人工鼻）	吸痰管
呼吸机管路	雾化器
一次性鼻肠管	呼吸训练器
一次性胃管	PICC
一次性导尿包	中心静脉导管穿刺包
一次性无菌导尿管	动脉穿刺针
气管切开套管	手术伤口敷料
高流量湿化仪气管切开接头	腰椎穿刺包

 05 智能护理

移动PDA	中央监护系统

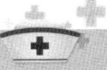

吞咽康复护理门诊
（Swallowing Rehabilitation Nursing Clinic）

 01　基本设施及用物

空气消毒机	电话
文件柜	电脑
吞咽训练治疗台（带镜子）	投影仪
诊疗床	打印机
空调	打印纸
照明设备	门诊宣传栏
应急灯	党建宣传栏
紫外线消毒灯	出诊人员一览表
移动紫外线消毒车	订书机
温湿度仪	订书针
洗手池	凳子（诊室凳子需有靠背）
抗菌洗手液	凳子（就诊人员凳子需带
医用纸巾盒	扶手）
擦手纸	电子宣传屏
卷纸	进食椅
快速手消毒液	可升降餐桌
宣传资料栏	笔
监控设备	办公用品
办公桌	

02 护理设备

身高尺	血压计
身高测量仪	电动吸痰机
卧式量床	舌压测量仪
人体成分分析仪	低频电刺激治疗仪
电子体重秤	经颅直流电刺激治疗仪
耳温计	口腔感觉运动训练套装
医用红外线额温计	电动牙刷
听诊器	振动排痰机
手电筒	

03 护理用具

软尺	电加热锅
教学模型	食物模型
小闹钟	功能勺子
吞咽模型	功能碗
搅拌机	功能饮水杯

04 护理耗材

一次性外科口罩	一次性床单
检查手套	一次性帽子

一次性垫单	鼻贴
消毒湿巾	一次性弯盘
乙醇棉片	一次性换药包
消毒片/消毒粉	增稠剂
氯消净监测试纸	食品调整剂
紫外线监测试纸	负压冲洗式口护牙刷
日期标签	负压引流管
鼻胃管	排痰背心
鼻肠管	一次性水杯
灌食器	安尔碘消毒液
棉签	

 05 智能护理

平板电脑

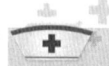

泌尿康复护理门诊
（Urological Rehabilitation Nursing Clinic）

 01 基本设施及用物

电脑	笔
打印机	打印纸
空气消毒机	剪刀
电脑桌	生活垃圾桶
电脑椅	医疗垃圾桶
储物柜	医疗锐器盒
接诊椅	床上用物（棉被、床褥、
诊床	枕芯、空调被等）
洗手设备	擦手纸
洗手液	擦手纸架
快速手消毒液	

 02 护理设备

膀胱容量扫描仪	电磁疗椅
尿动力学检测仪	盆底松弛物理治疗仪
尿流率检测仪	膀胱功能障碍治疗仪
生物反馈治疗仪	膀胱神经和肌肉电刺激仪

低频电子脉冲治疗仪　　综合型泌尿治疗仪

食物秤

 03　护理用具

镜子	扣针
量杯	听诊器
排尿日记	血压计
管道标识	体温计

 04　护理耗材

导尿包	直肠测压管
亲水尿管	尿动力泵管及系统灌注管
硅胶尿管	一次性膀胱冲洗器
一次性间歇导尿管	一次性喂食器
膀胱造瘘管	小手术包
肾造瘘管	换药包
引流袋	无菌剪刀
泌尿造口袋	无菌方纱
造口粉	棉球
防漏条	棉签
水胶体敷料	消毒液
膀胱测压管	乙醇

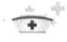
胶布	治疗巾
注射器	乳胶手套
弹力胶布	无菌手套

 05 智能护理

叫号系统	膀胱功能管理系统
视频播放器	

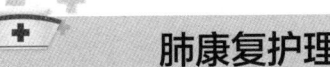

肺康复护理门诊
（Pulmonary Rehabilitation Nursing Clinic）

 01 基本设施及用物

诊疗床	办公桌
空调	椅子（有靠背）
照明设备	电脑
应急灯	打印机
洗手设施及洗手液	医护人员电子出诊屏
医用纸巾盒	电子疾病科普屏
擦手纸	储物柜（存放患者个人
卷纸	物品）
快速手消毒剂	打印纸
宣传资料栏	办公用品
监控设备	笔

 02 护理设备

1. 评估与监测设备

肺功能评估设备

便携式肺功能测试仪：肺活量计、峰流速仪

指脉氧仪（监测血氧饱和度和心率）

6MWT设备：计时器、便携式血氧监测仪

呼吸肌力测试仪（评估膈肌功能）

多参数心电监护仪（监测心率、血压、呼吸频率等）

便携式超声设备（评估膈肌活动、胸腔积液等）

2. 呼吸训练与治疗设备

呼吸训练器械电子呼吸训练反馈仪（可视化指导呼吸模式）

正压呼吸设备：如CPAP、BiPAP（用于呼吸支持）

气道廓清设备：高频胸壁振荡仪

辅助排痰设备：电动吸痰器、振动排痰背心

氧气支持设备：中心供氧/氧气瓶（应急备用）

3. 运动康复设备

有氧运动设备：电动跑步机（可调节坡度与速度）、功率自行车（下肢与上肢型）、椭圆机踏步机

抗阻训练设备：哑铃套装（轻量级，0.5~5 kg）弹力带（不同阻力等级）

平衡与柔韧性训练：平衡垫/平衡板、瑜伽球、拉伸训练带

辅助设备：助行器、拐杖（保障运动安全）、运动心电监护系统（实时监测患者运动状态）

人体成分分析仪

握力器

电子体重秤

听诊器

手电筒

血压计

急救设备：AED、急救药品箱

 ## 03　护理用具

三球式呼吸训练器（激励　　式肺量计）

Acapella

排痰阀

手动叩击器（拍痰杯）

健康教育材料

呼吸训练指导手册（图文版/视频版）

慢病管理宣传册（慢性阻塞性肺疾病、哮喘、肺纤维化等）

戒烟指导资料

心理评估工具

医院焦虑抑郁量表（HADS）

患者生活质量问卷[如圣乔治呼吸问卷（SGRQ）]

 04 护理耗材

一次性呼吸过滤器

雾化器面罩与咬嘴（儿童/成人）

吸痰管（不同型号）

鼻氧管、氧疗面罩

雾化吸入器（用于药物输送）

一次性外科口罩

检查手套

一次性床单

一次性帽子

一次性中单

消毒湿巾

乙醇棉片

一次性心电电极贴片

医用垃圾袋

医疗锐器盒

 05 智能护理

患者随访管理系统（记录康复进展）

吸入治疗管理工作站

呼吸训练系统

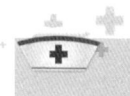

淋巴水肿护理门诊
（Lymphedema Care Clinic）

01 基本设施及用物

专科诊疗床

患者教育区（展示屏、宣传资料展柜）

静坐椅

身高体重测量仪

康复训练区域

工作台

置物柜

空气净化设备

全身镜

消毒液

手套

储物密闭桶

废弃敷料和耗材专用回收装置

02 护理设备

电子周径测量仪

水量/体积测量仪

多频率生物电阻抗仪

红外线热成像仪

三维肢体形态扫描仪

红外线组织水肿扫描仪

低频电刺激仪

红外线治疗仪

激光治疗仪

压力治疗设备

03 护理用具

握力器

人体关节量角器

软皮卷尺/臂围测量器	滑轮吊环训练器
手工淋巴引流视频/模型辅助工具	关节活动器
	步态辅助器
弹力带	脚部训练板
柔性抓握球	轻重量哑铃

 ## 04 护理耗材

保湿乳液/防护软膏	低弹性压力绷带
湿性敷料	粘性固定带/贴布（防滑功能）
疤痕凝胶	
无菌纱布	医用弹性网套
棉质或棉-粘纤维质管状绷带	医用弹力袜
	医用弹力手套
弹性固位绷带	压力袖套（适用于上肢、下肢）
聚氨酯泡沫/软绵衬垫	

 ## 05 智能护理

可穿戴式压力监测设备	专科护理数据记录与分析系统
肢体活动传感器	
患者随访系统	康复训练虚拟助手

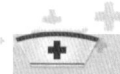

产后康复护理门诊
（Postpartum Rehabilitation Nursing Clinic）

产后康复护理门诊的装备清单需要综合考虑产妇在产后康复过程中的各种需求，包括身体恢复、心理支持及母婴护理等方面。以下是一个较为全面的产后康复护理门诊装备清单，涵盖基础护理设备、康复治疗设备、监测设备、辅助设备和急救设备等。

 01 基础护理设备

1. 检查床及床单位

①检查床：配备可调节高度和角度的检查床，方便产妇进行检查和治疗。②一次性床单、被罩、枕套：用于保持床单位的清洁和卫生。③床头柜：用于放置产妇物品和护理用品。④呼叫系统：方便产妇随时呼叫医护人员。

2. 基础护理工具

①体温计：电子体温计或医用红外线额温计，用于测量产妇体温。②血压计：水银血压计或电子血压计，用于测量血压。③听诊器：用于听诊产妇心肺等部位。④一次性注射器和输液器：用于给药和输液操作。⑤护理盘和治疗车：用于放置护理用品和药品，方便护理操作。⑥便盆和尿壶：用于产妇排泄，使用后需

严格消毒。

3. 产妇护理用品

①洗漱用品：牙刷、牙膏、毛巾等，用于产妇日常清洁。②卫生巾：用于产后恶露的护理。③哺乳用品：如哺乳垫、乳头护理霜等，用于哺乳期护理。④产后束腹带：用于帮助产妇恢复身材，减轻腹部松弛。

 02　康复治疗设备

1. 盆底康复设备

①盆底肌康复治疗仪：用于评估和治疗盆底肌功能障碍，帮助产妇恢复盆底肌力量。②生物反馈治疗仪：通过生物反馈技术，帮助产妇进行盆底肌训练。

2. 身体恢复设备

①电刺激治疗仪：用于缓解肌肉疼痛，促进血液循环。②磁疗仪：用于改善血液循环，减轻疼痛。③低频脉冲电治疗仪：用于缓解肌肉痉挛和疼痛。

3. 运动治疗设备

①康复训练床：配备多种康复训练装置，如上肢训练器、下肢训练器等。②平衡训练仪：用于提高产妇的平衡能力。③步行训练器：帮助产妇进行步行训练，恢复行走能力。④瑜伽垫、健身球：用于产后瑜伽和核心肌群训练。

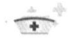

03 监测设备

1. 生命体征监测设备

①体温计：电子体温计或医用红外线额温计，用于测量产妇体温。②血压计：水银血压计或电子血压计，用于测量血压。③脉搏血氧仪：用于监测产妇的血氧饱和度。④心电监护仪：用于监测心电图、血压、心率、血氧饱和度等生命体征。

2. 康复评估设备

①盆底肌功能评估仪：用于评估盆底肌功能，制订个性化康复方案。②肌力测试仪：用于评估产妇的肌肉力量。③关节活动度测量仪：用于测量关节的活动范围。

04 辅助设备

1. 辅助移动设备

①轮椅：用于产妇在门诊和康复治疗区域的移动。②助行器：帮助产妇进行行走训练。③拐杖：用于辅助产妇行走。

2. 辅助沟通设备

①语音辅助设备：用于帮助语言障碍的产妇进行沟通。②书写辅助设备：用于帮助书写障碍的产妇进行书写训练。

3. 辅助喂养设备

①哺乳枕：用于哺乳时支撑婴儿，减轻产妇负担。②吸奶器：用于帮助产妇进行母乳喂养。③奶瓶、奶嘴：用于人

工喂养或混合喂养。

4. 心理支持设备

①心理测评工具：用于评估产妇的心理状态。

②音乐播放器：用于播放舒缓音乐，缓解产妇焦虑和抑郁情绪。

 05 急救设备

1. 急救箱

①急救药品：如肾上腺素、阿托品、利多卡因等，用于急救时的药物治疗。②急救器械：如止血钳、镊子、剪刀等，用于急救操作。③急救敷料：如纱布、绷带、创可贴等，用于伤口处理。

2. 急救设备

①除颤仪：用于心律失常产妇的紧急除颤。

②简易呼吸器：用于呼吸骤停产妇的紧急通气支持。③氧气瓶和氧气面罩：用于低氧血症产妇的氧疗。④心电监护仪：用于监测产妇的心电图、血压、心率等生命体征。⑤抢救车：用于存放急救药品和器械，方便急救操作。

 06 环境支持设备

1. 空气净化设备

空气净化器：用于改善门诊空气质量，减少感染风险。

2. 温湿度调节设备

①空调：用于调节门诊温

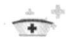

度和湿度，提供舒适的康复环境。②加湿器：

用于增加门诊湿度，防止空气干燥。

 07 特色设备

1. 母乳分析仪

用于分析母乳成分，指导产妇合理喂养。

2. 婴儿护理设备

①婴儿床：用于婴儿在门诊期间的休息。②婴儿称：用于测量婴儿体重。③婴儿护理台：用

于婴儿的日常护理，如换尿布等。

3. 心理支持设备

①心理测评工具：用于评估产妇的心理状态。②音乐播放器：用于播放舒缓音乐，缓解产妇焦虑和抑郁情绪。

 08 其他设备

1. 记录和存储设备

①病历夹和病历柜：用于存放产妇的病历和医疗记录。②药品柜：用于存放药品和医疗用品。③冰箱：用于储存需要冷藏的药品和生物制品。

2. 通信设备

①对讲机或呼叫系统：用于医护人员之间的通信和产妇呼叫。②电话：用于门诊与外界的联系。

3. 教育和宣传设备

①宣传资料：如产后康复知识宣传册、海报等，

用于产妇和家属的教育。②视频播放设备：用于播放产后康复知识的视频资料。

以上清单可以根据产后康复护理门诊的具体需求和产妇的病情进行调整和补充。在实际工作中，还需要根据康复治疗的进展和产妇的具体情况，灵活配置和使用设备，以确保产妇的康复效果和护理质量。

临床营养科

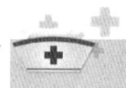

临床营养科
（Clinical Nutrition Department）

 01 基本设施及用物

肠内营养配置操作台　　　药品车

肠外营养配置柜/静脉配置　　药品柜

　中心　　　　　　　　　　多媒体教学设备

清洗消毒设备

 02 护理设备

人体成分分析仪　　　　　　冰箱

静息能量测定仪　　　　　　温度计

称重床　　　　　　　　　　移动输液架

搅拌机　　　　　　　　　　输液泵

肠内营养泵/移动输注营养泵　血糖监测仪

03 护理用具

膳食宝塔模型　　　　　　　食物成分表

食物交换模型　　　　　　　电子握力器

中国居民平衡膳食餐盘　　　测量软尺

食物营养成分速查圆盘　　　皮褶厚度尺

食品挂图　　　　　　　食物储存用具

电子天平　　　　　　　治疗盘

听诊器　　　　　　　　手电筒

身高体重测量仪　　　　盐勺

电子血压计　　　　　　油匙

 04　护理耗材

一次性隔离衣　　　　　一次性医用冲洗器

一次性肠内营养输注管道　一次性吸管

一次性鼻空肠管　　　　一次性餐具

一次性鼻胃管　　　　　计量杯

 05　智能护理

膳食分析软件　　　　　主观全面评定（SGA）表

营养风险筛查2002表
　NRS 2002

患者参与的主观全面评定
　（PG-SGA）表

儿科营养不良评估筛查工
　具（STAMP）

全球领导人营养不良倡议
　标准（GLIM）

围手术期营养筛查
　（PONS）

24小时膳食回顾法调查表

简易饮食情况记录表

微型营养评定/微型营养
　评定简表（MNA/MNA-
　SF）

简明膳食自评表

胃肠道功能评估工具

肠内营养耐受性评估表

伤口造口护理专科

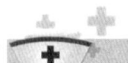

伤口造口护理门诊
（Wound and Ostomy Nursing Clinic）

 01　基本设施及用物

造口室	无菌纱布/棉垫/棉球/Y型纱
造口门诊	无菌生理盐水
U型隔帘	碘伏
三摇护理床	呋喃西林
失禁护理单	脚踏板
无菌剪刀	医用不锈钢脚托架
无菌止血钳	医疗垃圾桶
拆线器	生活垃圾桶
无菌刀片	医疗锐器盒
中心供氧（空气）及负压	外科口罩
吸引装置	手术帽
缝针	无菌洞巾
缝线	无菌隔离衣
换药车	速干手消毒液

 02　护理设备

清创仪	膀胱容量扫描仪
尿动力仪	胃肠动力测量仪

微氧治疗仪　　　　　　　红外线治疗仪

便携式负压治疗仪

03　护理用具

造口出诊箱　　　　　　　三角翻身枕

伤口测量尺　　　　　　　足跟减压垫

造口测量尺　　　　　　　体位变换布

换药包　　　　　　　　　造口移动护理车

细菌培养瓶　　　　　　　手电筒

组织活检瓶　　　　　　　弯盘

防压疮床垫（静态床垫）

04　护理耗材

造口底盘　　　　　　　　水胶体敷料

造口袋　　　　　　　　　亲水纤维敷料

造口粉　　　　　　　　　藻酸盐敷料

角质剥脱剂　　　　　　　泡沫敷料

液体敷料　　　　　　　　透明薄膜敷贴

防漏膏　　　　　　　　　美盐敷料

防漏垫圈　　　　　　　　油纱

防漏环　　　　　　　　　碘仿纱

造口腰带　　　　　　　　含银离子液体敷料

水凝胶敷料　　　　　　　普朗特液体伤口敷料

过氧化氢溶液	头皮针
腹带	吸痰管
一次性尿袋（引流袋）	胃管
负压引流瓶	引流袋（负压吸引内胆）
一次性使用灌肠袋	引流连接管
一次性奶嘴	注射器
无菌治疗巾	无菌手套
医用纱布绷带	一次性隔离衣
弹力网套	输液器
医用弹力绷带	甘油注射冲洗器

 05　智能护理

数字化管理系统平板电脑　　移动PDA

静脉治疗护理专科

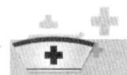

静脉治疗护理门诊
（Venous Therapy Nursing Clinic）

 01　基本设施及用物

U型隔帘	治疗车
ABS双摇护理床	治疗盘
ABS床头柜	医疗垃圾桶
床旁椅	生活垃圾桶
陪护床	医疗锐器盒
病房呼叫系统	外科口罩
吊环输液导轨/输液架	手术帽
床上用物（床单、棉被、	无菌洞巾
被套、床褥、枕芯、枕	无菌隔离衣
套、空调被等）	速干手消毒液

 02　护理设备

心电图机	微量注射泵
心电监护仪	微量输液泵
超声导引系统	AED
多普勒超声心电一体机	负压吸引装置/电动吸痰机
超声探头耦合剂	空气压力波治疗仪
超声换能器无菌凝胶	

03　护理用具

CVP测定装置	电子血压计
心电导联线	电子体温计
电极贴片	电子血糖仪
转换器	听诊器
静脉拉钩	手电筒
12.5 cm有齿镊子	压舌板
12.5 cm无齿镊子	舌钳
14 cm弯血管钳	CPR仪
14 cm持针钳	急救气囊
2%葡萄糖酸氯己定医用卫生湿巾	呼吸面罩
	喉镜
弹力绷带（网状型）	胸腔穿刺包
PICC防水保护套	气管切开包
保鲜膜	气管插管
14 cm直剪	口咽通气导管
软皮尺	

 04　护理耗材

中心静脉导管（PICC、中长导管）	式、胸壁式）
	静脉留置针
植入式给药装置（手臂	中心静脉置管换药包

无损伤针（各型号）　　　无菌方纱（各种规格）

无针接头（各型号）　　　无菌棉球

止血带　　　　　　　　　0.9%生理盐水

一次性注射器（各型号）　肝素钠

一次性注射针头（各型号）2%利多卡因

一次性手套（无菌、普　　输液器（普通、精密、
　通、乳胶、PVC等）　　　避光）

一次性头皮针（各型号）　输血器

无菌治疗巾/中单　　　　　延长管

无菌棉签　　　　　　　　电极贴片

Ⅱ型安尔碘或2%氯己定消　动脉血气采血针
　毒液　　　　　　　　　零感吸氧装置

一次性治疗碗　　　　　　气胸引流装置

弯盘　　　　　　　　　　负压吸引外胆/内胆

正压接头　　　　　　　　吸痰连接管

一次性肝素帽　　　　　　吸痰管（各型号）

一次性三通接头　　　　　负压引流瓶

透明敷料　　　　　　　　超声探头导针架

水胶体敷料　　　　　　　PICC（血管鞘）

导管固定装置　　　　　　中心静脉导管穿刺包

免缝胶带/透气胶带/网纹
　易撕胶带

05　智能护理

移动护理系统　　　　　　输液配药机器人

一体化便携式体征采集仪　输液智能监控系统

智能手环　　　　　　　　移动PDA

健康管理专科

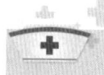

健康管理护理门诊
（Health Management Nursing Clinic）

01 基本设施及用物

电子血压计 血氧饱和度监测仪

智能体温计

02 护理设备

Foley-Baker（FB）棒 震动仪

弹力带（环） 健身球

沙袋 平衡板

哑铃 经络检测仪

药球 理疗仪

健身垫 体脂仪

拉伸带 握力计

人体成分分析仪 拉力计

睡眠监测仪 多导睡眠测量仪

助眠仪 微电流刺激仪

中医体质辨识机 失眠治疗仪

泡沫轴 加速度传感计步器

平衡软榻

05　智能护理

心理测评系统　　　　　健康管理App

智能手环/手表　　　　　运动心率监测器

智能体重秤　　　　　　　智能跳绳

健康管理一体机　　　　　运动摄像机

健康管理云平台　　　　　智能床垫

社区护理与公共卫生专科

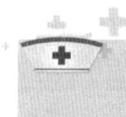

社区护理与公共卫生专科
（Community Nursing Specialty）

预检分诊台

（对就诊患者进行疾病的分诊和预检分诊；候诊患者管理与服务；突发情况紧急处理）

 01　基本设施及用物

桌椅	电话
电脑	挂钟

 02　护理设备

血氧饱和度监测仪	血糖监测仪

03　护理用具

体温计	听诊器
医用红外线额温计	手电筒
血压计	

04 护理耗材

一次性口罩　　　　　　一次性使用末梢采血针

一次性检查手套　　　　一次性血糖试纸

快速手消毒液　　　　　一次性棉签（小头）

消毒湿巾　　　　　　　75%乙醇

05 智能护理

综合防疫管理机器人集成　超声波身高体重仪
系统　　　　　　　　　计划生育避孕药具免费发
口罩售卖机　　　　　　　放机

家庭医生签约服务台/护士站

（提供咨询、导医服务；家庭医生签约；周边突发
情况的协调处理）

01 基本设施及用物

身份证、社保卡读卡器　　打印机

轮椅　　　　　　　　　　桌椅

电脑　　　　　　　　　　电话

02　护理设备

身高体重测量仪

 03　护理用具

腰围尺　　　　　　　　　　电子视力表

血压计

 04　护理耗材

家庭医生签约卡片　　　　　快速手消毒液

家庭医生签约协议书　　　　科普宣传资料

 05　智能护理

自助查询查验机

健康小屋

（为患者/居民提供基础健康监测、疾病预防与早期筛查、健康教育与宣传、便民惠民服务等）

01　基本设施及用物

身份证、社保卡读卡器	桌椅
计算机硬件及网络	电话
打印机	

 02　护理设备

身高体重测量仪	糖尿病视网膜筛查仪
超声骨密度检测仪	肺功能检测仪
健康评估一体机	血压计
电子视力表	血糖监测仪
快速血脂检测仪	

 03　护理用具

腰围尺	科普宣传资料

 04　护理耗材

一次性使用末梢采血针	血脂测试卡
一次性检查手套	尿酸试纸
一次性血糖试纸	肺功能测试一次性呼吸嘴
尿液分析试纸	

05　智能护理

智能健康管理系统　　　　智能手消毒器

抢救室

（为急危重症患者实施紧急医疗救护）

01　基本设施及用物

诊疗床　　　　　　　　　洗手设施及洗手液

转运车（含氧气架）　　　约束带

担架、按压板　　　　　　移动输液架

供氧设备　　　　　　　　挂钟

氧气筒推车及扳手　　　　观片灯

屏风　　　　　　　　　　多功能电源

空气消毒机　　　　　　　呼叫器

治疗车/台

02　护理设备

心电监护仪　　　　　　　电动吸引器

血氧饱和度监测仪　　　　心电图机

AED　　　　　　　　　　呼吸机/简易呼吸器

自动洗胃机　　　　　　　　急救车

微量泵与输液泵　　　　　　血糖监测仪

 03　护理用具

急救车配套物品　　　　　　胸痛急救配套物品/药品

 04　护理耗材

一次性电极片　　　　　　　一次性导尿包、导尿管

医用耦合剂　　　　　　　　　（乳胶）

快速手消毒液　　　　　　　一次性胃包、胃管（乳胶）

一次性吸痰管　　　　　　　胶布

一次性吸氧管　　　　　　　心电图纸

一次性使用末梢采血针　　　一次性检查手套

一次性血糖试纸　　　　　　安尔碘消毒液

一次性棉签（小头）　　　　75%乙醇

诊室

（医生接待患者，对患者进行物理检查）

 01　基本设施及用物

空气消毒机　　　　　　　　桌椅

电脑	手卫生设施
诊疗床	呼叫系统
观片灯	隔帘

 02　护理设备

血压计	听诊器
体温计	血氧饱和度监测仪

 03　护理用具

电子视力表	叩诊锤
测量尺、剪刀	眼底镜

 04　护理耗材

一次性检查手套	一次性薄膜手套
快速手消毒液	一次性棉签（小头）

 05　智能护理

电子叫号信息系统	远程医疗系统
智能诊断辅助系统	智能健康监测设备

雾化室

（为患者进行雾化治疗）

 01 基本设施及用物

空气消毒机　　　　　　治疗台
手卫生设施　　　　　　供氧设备

 02 护理设备

雾化机　　　　　　　　氧气供应装置

 03 护理用具

面巾纸　　　　　　　　水杯

 04 护理耗材

一次性雾化器（成人、儿　快速手消毒液
　童）　　　　　　　　一次性检查手套
雾化面罩和咬嘴

 05 智能护理

智能雾化设备

治疗室

（为患者实施治疗操作，如换药、导尿、留置胃管等；存放无菌物品、清洁物品，如消毒后的药杯及管路等）

 01　基本设施及用物

感应水龙头	挂钟
紫外线灯	供氧设备
手卫生设施	呼叫系统
空气消毒机	医疗锐器盒

 02　护理设备

操作台	治疗车
物品柜	换药车

 03　护理用具

无菌镊子	手术刀片
无菌剪刀	无菌刀柄
无菌钳	无菌眼科剪刀
砂轮	缝线
开瓶器	缝针

剪刀   夹板

伤口测量卡

04 护理耗材

一次性导尿包、导尿管   一次性棉球

   （乳胶）   一次性棉垫

一次性治疗巾   安尔碘消毒液

一次性弯盘   75%乙醇

一次性换药包   口罩

敷料   帽子

绷带   护目镜

胶布   清洁手套

一次性纱布   一次性棉签（小头）

05 智能护理

远程监控系统

注射室

（为患者实施注射治疗，包括皮下注射、皮内注射、肌内注射、静脉注射）

01　基本设施及用物

移动输液架　　　　　　　挂钟

输液椅（床）　　　　　　医疗垃圾桶

感应水龙头　　　　　　　供氧设备

紫外线灯　　　　　　　　呼叫系统

手卫生设施　　　　　　　医疗锐器盒

空气消毒机

02　护理设备

微量泵与输液泵　　　　　物品柜

操作台　　　　　　　　　治疗车

03　护理用具

输液卡夹　　　　　　　　开瓶器

药品警示标识卡/贴　　　　砂轮

剪刀

04　护理耗材

止血带　　　　　　　　　一次性输液贴、透明贴

一次性输液器（普通）　　一次性留置针（20 G、

22 G等）	75%乙醇
一次注射器	一次性治疗巾
一次性胰岛素注射笔用	一次性弯盘
针头	治疗盘
一次性采血针、头皮针	手套
（各型号）	乙醇棉片
安尔碘消毒液	

处置室

（实施皮肤准备及清洁灌肠等操作、临时存放治疗产生的医疗废物及需要浸泡消毒的医疗物品）

 01　基本设施及用物

手卫生设施	紫外线灯（没有与室外直
空气消毒机	接通风条件者应配备）
洗手池	

 02　护理设备

处置台	治疗车
诊疗床	

04　护理耗材

快速手消毒液	安尔碘消毒液
一次性备皮刀	口罩
75%乙醇	帽子
0.5%碘伏	护目镜

采血室

（为患者采取血液标本）

 01　基本设施及用物

治疗台（桌）	医疗锐器盒
椅子	手卫生设施
电脑设备（显示屏、键盘、鼠标）	紫外线灯
	空气消毒机

 02　设备用具

条码打印机	真空采血管/采血针套装

 03　护理用具

垫枕

04　护理耗材

一次性口罩　　　　　　　一次性注射器（各型号）

一次性帽子　　　　　　　胶布

一次性检查手套　　　　　安尔碘消毒液

一次性止血带　　　　　　75%乙醇

一次性垫巾　　　　　　　采血管标签

一次性采血针、头皮针　　消毒棉签/棉球

（各型号）　　　　　　　创口贴/输液贴

05　智能护理

智能采血设备

预防接种室

（为受种者接种疫苗）

01　基本设施及用物

普通冷库/后补式冷库　　　疫苗出入库扫码设备（扫

（2~8℃）　　　　　　　码器）

医用低温冰箱　　　　　　紫外线灯/空气消毒机

温度监测设备（如温湿　　电脑设备（显示屏、键

度仪）　　　　　　　　　盘、鼠标）

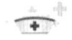

桌椅　　　　　　　　打印机

医疗锐器盒　　　　　电话

手卫生设施

 02　护理设备

医用红外线额温计

 03　护理用具

治疗盘　　　　　　　开瓶器

 04　护理耗材

75%乙醇　　　　　　一次性检查手套

疫苗专用创口贴　　　无菌注射器（1 mL、2 mL）

医用纱布块　　　　　一次性无菌注射针头

快速手消毒液　　　　一次性医用帽子

一次性棉签（小头）　一次性口罩

一次性弯盘

 05　智能护理

智能医用冰箱

妇女保健室

 01　基本设施及用物

办公桌椅

电脑设备（显示屏、键盘、鼠标）

打印机

健康宣传资料架

空气消毒机

妇科检查床

科普宣传资料

 02　护理设备

盆底肌康复治疗仪

妇科阴道冲洗器

 03　护理用具

治疗车

04　护理耗材

阴道电极

双合诊检查器械（如手套、润滑剂等）

一次性垫巾

灭菌棉球/纱布

压舌板

一次性医用帽子

一次性口罩

75%乙醇

0.5%碘伏

05 智能护理

计划生育避孕药具免费发 智能妇科检查设备
　放机

儿童保健室

 01 基本设施及用物

空气消毒机　　　　　　打印机

电脑设备（显示屏、键 诊疗车
　盘、鼠标）

 02 护理设备

经皮黄疸测试仪　　　　视力筛查仪（有条件
婴幼儿智能体检仪（卧式 　可备）
　2岁以下） 听力筛查仪（有条件
幼儿智能体检仪（立式2 　可备）
　岁以上） 儿童测评量表（如中国儿
儿童生长发育测评系统 　童发展量表，有条件
　（有条件可备） 　可备）
骨密度检测仪（有条件
　可备）

03　护理用具

听诊器	医用红外线额温计
头尾测量软尺	科普宣传资料
手电筒	

 04　护理耗材

一次性中单	一次性手套
一次性医用帽子	压舌板
一次性口罩	一次性棉签（小头）

 05　智能护理

儿童生长发育测评系统	智能宣教设备

高血压、糖尿病防治示范区

 01　基本设施及用物

健康宣传资料架	胰岛素注射技术宣教模具
宣传展板	空气消毒机

02　护理设备

身高体重测量仪	快速血脂检测设备
腰围尺	尿液分析仪
感觉神经检查套件及并发	视力表
症筛查工具	身高体重体脂分析仪
简易肺功能测试工具	免散瞳眼底检查设备

 03　护理用具

血糖监测仪	食物交换份模型/膳食模具
血压计	

 04　护理耗材

一次性血糖试纸	血脂测试卡
一次性胰岛素注射笔用	尿酸试纸
针头	肺功能测试一次性呼吸嘴
安尔碘消毒液	一次性棉签
75%乙醇	

 05　智能护理

动态血压监测设备	动态血糖监测设备

下肢血管超声监测设备

中医馆

 01 基本设施及用物

诊断设备 | 康复训练设备

针疗设备 | 治疗床

灸疗设备 | 空气消毒机

中药熏洗设备 | 艾灸灭火桶

中医光疗设备 | 灭火器

中医超声波治疗设备 | 医疗锐器盒

中医电疗设备 | 排烟装置

中医磁疗设备 | 打印机

中医热疗设备 | 打印纸

煎药室设备

 02 护理设备

中医四诊仪 | 蜡疗设备

中医体质辨识机 | 特定电磁波治疗设备

针疗针具 | （TDP神灯）

电针治疗设备 | 中药离子导入设备

灸疗器具 | 中药雾化吸入设备

艾灸仪 | 中药透药设备

高频治疗设备	含包装机）
中频治疗设备	运动治疗和功能测评类等
低频治疗设备	基本康复训练设备
热敷（干、湿、陶瓷）	针灸治疗床
装置	推拿治疗床
中药煎煮壶（锅）	作业治疗器
煎药机（符合二煎功能，	

03　护理用具

灸疗器具（火龙罐、温通	口罩
罐等）	刮痧板
拔火罐器具	灭火毛巾（大、中、小）

04　护理耗材

针灸针、电针等	95%乙醇
艾炷	治疗电极片
艾绒	一次性检查手套
艾条	蜡疗辅料
精油	一次性治疗巾
点艾器具	砭石王不留行籽
中药熏洗液	贴敷胶布
一次性床单	灭菌棉签/棉球
75%乙醇	

05　智能护理

智能脉象仪　　　　　　　智能舌诊仪

健康教育室

 01　基本设施及用物

投影仪及幕布　　　　　　健康教育影像设备

大屏幕液晶电视　　　　　照相机

LED屏　　　　　　　　　健康教育宣传栏

通信设备（电话等）　　　笔

计算机　　　　　　　　　笔记本

打印设备

 02　护理设备

白板　　　　　　　　　　翻页笔

白板笔　　　　　　　　　互动教学用具

白板擦

 03　护理用具

宣传手册和折页

04 护理耗材

印刷耗材
文件夹
文件袋
活动耗材（一次性水杯）

清洁用品（如扫帚、抹布等）
纸张

05 智能护理

智能传播平台
智能互动设备

社区健康小程序

产后访视

01 基本设施及用物

产后访视包
访视工具车

健康教育宣传资料

02 护理设备

经皮黄疸测试仪
新生儿体重秤

血压计

03　护理用具

手电筒	文件夹/档案袋
听诊器	红色小沙锤
头围测量软尺	乳头测量尺（可选）
体温枪	乳头矫正器（可选）

 ## 04　护理耗材

一次性换药包	帽子
一次性检查手套	鞋套
一次性薄膜手套	消毒棉签
75%乙醇	免洗手消毒液
0.5%碘伏	无菌生理盐水
无纺布胶贴	医疗垃圾袋
一次性垫巾	灭菌脐包（可选）
压舌板	防水护脐贴（可选）
口罩	

 ## 05　智能护理

远程医疗平台	智能健康监测设备

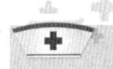

居家护理与家庭病床
（Home Care and Home Health Services）

居家护理（母婴）

 01　基本设施及用物

清单同产后访视

 05　智能护理

智能孕妇胎心监护带　　　孕期胎动监测手环

护理设备、护理用具及护理耗材根据具体护理项目选择配置。凡涉及体液、血液暴露风险的操作，应按标准预防要求，酌情使用隔离衣、护目镜等防护用品。

居家护理（成人）
必备物资

 01　基本设施及用物

出诊包/箱	笔
工作证	雨伞

健康教育宣传资料（电子
　　或纸质）

防晒用品

02　护理设备

体温枪

体温计

血压计

血氧饱和度监测仪

血糖监测仪

03　护理用具

听诊器

手电筒

皮尺

剪刀

分药器

文件夹/档案袋

知情同意书（电子或纸
　　质）

转诊单（电子或纸质）

健康监测表（电子或
　　纸质）

04　护理耗材

免洗手消毒液

医疗锐器盒

口罩

帽子

鞋套

一次性垫巾

医疗垃圾袋

一次性薄膜手套

医用橡胶手套

75%乙醇

0.5%碘伏　　　　　　　消毒棉签

一次性血糖试纸

可选物资

 03　护理用具

伤口测量尺　　　　　　中医适宜技术用物

拆线剪

 04　护理耗材

胶布　　　　　　　　　一次性使用导尿管

无纺布胶贴　　　　　　一次性导尿包

无菌纱块　　　　　　　一次性使用鼻胃管

无菌棉垫　　　　　　　pH试纸

无菌棉球　　　　　　　胃管固定鼻贴

无菌生理盐水　　　　　压舌板

换药包　　　　　　　　一次性吸痰管

伤口敷料　　　　　　　一次性采血针

无菌手套　　　　　　　采血管

造口袋　　　　　　　　一次性密封袋

一次性注射器（不同型　砂轮

号）　　　　　　　　　医用隔离面罩

止血带

05　智能护理

伤口拍照/记录App	远程尿酸监测仪
动态血压监测系统	智能体重/体脂秤
智能血糖监测系统	智能手表
智能睡眠床垫	智能药盒
动态心电记录仪	智能语音交互系统
远程心电图监测设备	离床报警器
远程动态血糖监测仪	智能环境监测器
远程血脂监测仪	

　　护理设备、护理用具及护理耗材根据具体护理项目选择配置。凡涉及体液、血液暴露风险的操作，应按标准预防要求，酌情使用隔离衣、护目镜等防护用品。

安宁疗护专科

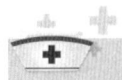

安宁疗护专科
（Hospice Center）

 01 基本设施及用物

单人间病房   急救车

谈心室   配膳室

告别室   医用转移车

处置室   电动移位车

淋浴间   医用电动诊疗床

心理治疗室   坐便器助力扶手

室内/外活动室   挂墙式升降沐浴椅

吸引设备   挂墙式升降洗脸盆

供氧设备   挂墙式升降扶手

监护设备   床边桌

医用冰箱   床边扶手

移动紫外线灯   多媒体教学室

空气消毒机   负压病房设备（选配）

 02 护理设备

轮椅   高通量湿化仪

平车   输液泵

心电监护仪   微量泵

心电图机	中频治疗仪
营养泵	膀胱治疗仪
血压计	胃肠治疗仪
动态血糖仪	电子秤（立式）
轮椅体重秤	雾化器
助行器	空气压力波治疗仪
气压治疗仪	

 03 护理用具

翻身枕	芳香疗法用具
防压疮设备	沙盘/沙具
移位垫	音乐疗法用具
便盆	绘画疗法用具
尿壶	中医护理技术相关用具
床上洗头盆	床上洗浴用具
听诊器	冷喷仪
安心卡	

 04 护理耗材

吸管	植入式给药装置（各
口腔湿化喷雾	型号）
中心静脉导管（PICC、中	静脉留置针
长导管）	中心静脉置管换药包

无损伤针（各型号）

无针接头（各型号）

止血带

一次性注射器（各型号）

一次性注射器针头（各
型号）

手套（无菌、普通、乳胶、
PVC等）

一次性头皮针（各型号）

无菌治疗巾/中单

无菌棉签

Ⅱ型安尔碘或2%氯己定消
毒液

一次性治疗碗

一次性弯盘

正压接头

一次性肝素帽

一次性三通接头

透明敷料（各型号）

水胶体敷料

中医护理技术相关耗材

 05 智能护理

床上生命体征感应系统

智能护理急救车

输液监控系统

中央监控系统

护理文书系统

睡眠监测床垫

坠床监测器

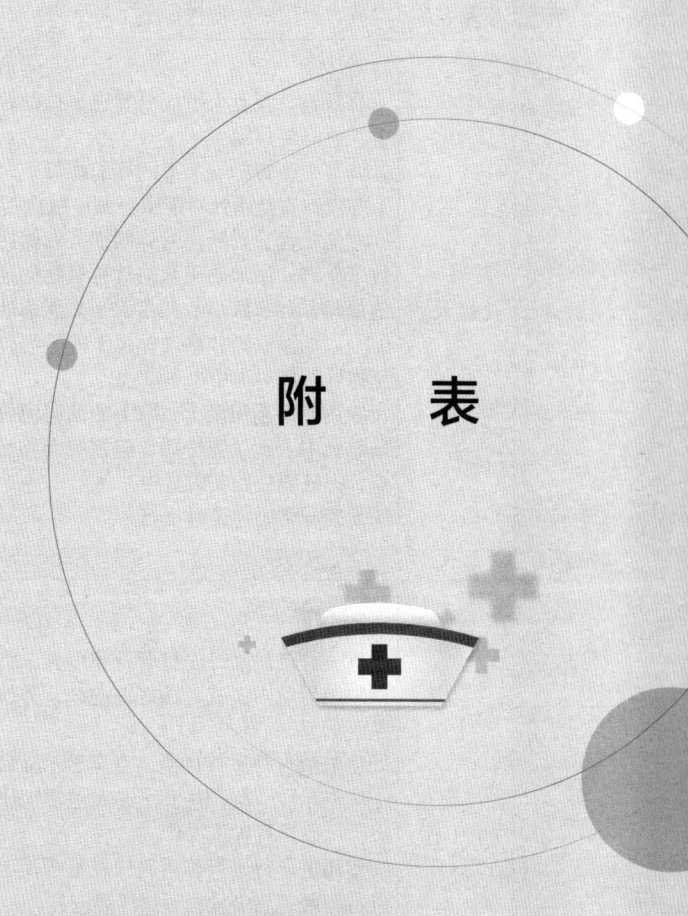

附　　表

天津大学中心医院（天津市第三中心医院）肠内营养配制室使用设备

序号	设备名称	操作规范
1	托盘天平	①称量时，托盘天平应放置在平稳的台面上，游码要归零。 ②调节平衡螺母（天平两端的螺母），调节零点，直至指针对准中央刻度线。 ③左侧托盘放置肠内营养制剂，右侧托盘放置砝码。添加砝码从估计称量物的最大值加起，逐步减小。托盘天平只能称准到0.1 g。加减砝码并移动标尺上的游码，直至指针再次对准中央刻度线。 ④取用砝码须用镊子，取下的砝码应放在砝码盒中。称量完毕后，应把游码移回零点，把砝码放回砝码盒中。 ⑤发现异常时，及时报修
2	电子秤	①电子秤使用前，先打开秤体后盖，将电池装入后舱内，或者插好电源线，并检查是否牢固。 ②将电源打开进行自检，直至显示屏显示【88888】，表示电子秤进入正常工作状态，可以进行称重操作。 ③使用电子秤进行称重时应在量程范围内进行，避免超出量程而损坏感应器。 ④电子秤表面及显示屏应经常擦拭，以保证表面的清洁及显示屏的正常显示。 ⑤发生异常时，及时报修

（续表）

序号	设备名称	操作规范
3	量杯、量筒	①量杯能测量的液体体积较大，量筒能测量的液体体积较小，配制时根据需要选择合适测量的器具。 ②使用前必须清洗、消毒、干燥。向量筒里注入液体时，用左手拿住量筒，让量筒略倾斜，然后右手拿盛装液体的容器，使容器口紧挨着量筒瓶口，让液体缓缓流入。 ③注入液体后，把量筒放在平整的桌上，等1~2 min，使附着在内壁上的液体流下来。读取刻度时，视线与量筒内液体的凹液面最低处保持水平。 ④量筒和量杯不能加热，也不能盛装热溶液，以免炸裂。 ⑤量取液体应在室温下进行。 ⑥量取已知体积的液体，应选择比已知体积稍大的量筒，否则会造成误差过大。如量取15 mL的液体，应选用容量为20 mL的量筒，不能选用容量为50 mL或100 mL的量筒

（续表）

序号	设备名称	操作规范
4	蒸汽箱、烘干箱	①使用前进行蒸汽箱和烘干箱箱体、开关、电源、指示灯及压力表的检查，确认一切正常待使用。 ②将已经清洗干净的容器瓶瓶口朝下略倾斜地摆放至不锈钢蒸屉中，之后将各个蒸屉放入移动车的各层，各层均放满后用移动车将各层蒸屉推入蒸汽箱中。关闭蒸汽箱门，打开蒸汽阀门，蒸汽箱开始工作。在3~4 MPa，120~140 ℃条件下15 min（或100 ℃以上30 min）。 ③灭菌50 min后，关闭电源，关闭蒸汽阀门。 ④等待15 min左右，待温度略下降后，打开蒸汽箱门，将放有容器瓶的各层蒸屉上两侧的金属钩妥善勾住车上的环，固定好后用移动车推入对面的烘干箱中。 ⑤全部推入后，关闭烘干箱门，打开开关，经烘干箱150 ℃下20 min烘干灭菌后，烘干箱自动断电关闭电源
5	粉碎机	①将待粉碎的制剂放入粉碎机内，确保无金属或其他质地坚硬的物品混入待粉碎的物品中，将粉碎机的盖子充分旋紧盖严。 ②打开电源，启动粉碎机，粉碎一段时间后，可暂停电源，打开粉碎机的盖子，观察粉碎的物品是否达到满足需要的粉末标准，如果未达标，则再次执行粉碎操作，直至满足需要，关闭电源。 ③粉碎结束后，将粉末全部转移出粉碎机，用毛刷清扫粉碎机各个角落，用纱布蘸取清水，充分清洁粉碎机内壁，晾干后再盖上盖子

（续表）

序号	设备名称	操作规范
6	胶体磨	①检查电源线，确认胶体磨各部位连接无误。 ②接通冷却水。 ③启动胶体磨，待运转正常后投料。 ④胶体磨属高精密机械，磨盘间隙极小，运转速度快。操作人员应严守岗位，按规程操作，发现故障立即停机，确认并排除故障后再进行操作。 ⑤胶体磨使用后，要彻底消毒、清洗机体内部，不要使物料残留在机体内，以免硬质机械黏结而损坏，减少机器使用寿命
7	层流净化工作台	①层流净化工作台须对各项功能进行检测合格后方能使用。 ②层流净化工作台应由专人管理，专人使用。使用人员须接受操作培训。 ③使用前必须进行细菌学检测，检测结果阴性方可使用。 ④层流净化工作台应安装在卫生条件好、便于清扫除尘、封闭严密的配液间内，远离门口、通风口及其他可能产生干扰气流的区域，避免外来空气对室内的影响。 ⑤带有脚轮的层流净化工作台安装固定后，将箱体下四只支撑脚调整水平后固定，以避免震动和出现噪声。 ⑥用清洁纱布擦净层流净化工作台台面后，开启高效过滤器，同时启动紫外线无菌灯，30 min后关闭紫外线灭菌灯，方可使用。 ⑦层流净化工作台操作区为层流区域，出风面与配制操作台面上不应放置任何物品，配制过程中各种制剂物品摆放在距离层流净化工作台内壁边缘高效过滤器10~15 cm处，避免妨碍层流净化工作台中洁净空气的正常流通

（续表）

序号	设备名称	操作规范
7	层流净化工作台	⑧配制过程中抽取液体时须避免任何液体溅入高效过滤器。高效过滤器一旦被弄湿，很容易滋生霉菌甚至被破坏。 ⑨配制操作完成后方可停止通风机的运转。 ⑩搬运和移动层流净化工作台须将支撑脚向上放松，以避免损坏脚轮支撑脚。 ⑪应定期细菌学监测，每月连续3天进行细菌培养并要有检测报告书和记录本。 ⑫每6个月进行一次渗漏检查和气体检查（由医院设备科或厂家负责）
8	紫外线灯	①检查紫外线灯管的表面是否清洁，有无尘土、油污。应定期清洗灯管表面，以保证消毒效果。 ②检查紫外线灯管能否正常工作。紫外线灯管累积使用超过1 000 h（或依据厂家说明书时间为准）应更换，以保证紫外线辐照效果满足需要。 ③将移动紫外线车推至消毒范围（室内空气有效照射距离为2 m，物品表面为1 m）内，打开开关。 ④启动5 min后开始计时，有效时间为≥30 min。使用紫外线灯消毒室内空气和物品时，房间内要保持清洁干燥，当室内温度<20 ℃或相对湿度>60%时，应适当延长照射时间以保证消毒效果。 ⑤紫外线对人体皮肤、黏膜有一定刺激和损害。消毒时，必须关闭门窗，人员全部退出。 ⑥照射完成后，关闭紫外线灯，做好记录并签名

天津大学中心医院（天津市第三中心医院）营养代谢室设备及检测项目

仪器	项目
杜马斯定氮仪	氮平衡
电感耦合等离子体质谱仪（ICP-MS）	微量元素（锌、铜、铁、锰、铬、镉、硒、钙、镁、铅）
高效液相串联质谱仪	水溶性维生素（9项） 脂溶性维生素（5项）
全自动生化分析仪	快速反应蛋白（4项）
酶标仪	食物不耐受（IgG）
扫描仪	吸入物变应原筛查（定性）
肠屏障分析仪	肠屏障分析
全自动免疫荧光分析仪	过敏原筛查（定量）
荧光免疫层析分析仪	维生素D/维生素D_3/骨钙素/甲状旁腺激素
高效液相色谱串联质谱仪/氨基酸分析仪	氨基酸分析
高效液相色谱串联液质谱仪/气相色谱串联质谱仪	脂肪酸分析
荧光分光光度仪	用于科研
紫外分光光度仪	用于科研
高效液相色谱仪	用于科研

备注：

实验室基础设备：冰箱、超低温冰箱、离心机、摇床、天平、纯水机、通风柜、加样器、气瓶柜、水浴箱、氮吹仪、正压装置、氮气发生器、超声波清洗仪

天津大学中心医院（天津市第三中心医院）营养门诊使用设备

序号	设备名称
1	身高体重秤（成人/儿童）
2	量化食物模型
3	人体成分分析仪
4	能量代谢车
5	皮褶厚度尺
6	卷尺
7	握力计
8	人体功能分析仪